VIVA BEM COM DIABETES

O que é preciso saber para controlar a glicemia e garantir a saúde

astral cultural

Este livro foi revisado segundo o Novo Acordo Ortográfico da Língua Portuguesa.

Produção editorial Adriana Oshiro, Ana Dayse Osorio, Érica Aguiar, Guilherme Ramos, Heytor Campezzi, Jaqueline Lopes, João Macruz, Natália Godoy, Rodrigo da Graça, Thainá Zanfolin e Tiffany Taira
Capa Adriana Oshiro
Fotos Jaque Zuin Fotografia/Arquivo pessoal, Kateryna Novikova, Magdanatka, Salvatore Chiariello, Brent Hofacker, Louno Morose, vkuslandia, beats1, Alexandra Anschiz, Elena Eryomenko, Fascinadora, photosimysia, Dina Photo Stories, bondvit, Katarzyna Hurova, Maria Uspenskaya/Shutterstock Images

Dados Internacionais de Catalogação na Publicação (CIP)
Angélica Ilacqua CRB-8/7057

Viva bem com diabetes / [coordenação de Tais Castilho ; organização de Jaqueline Lopes]. — Bauru, SP : Alto Astral, 2020.
112 p. : il. , color.

ISBN: 978-65-990180-0-8

1. Saúde 2. Diabetes 3. Diabetes - Dietoterapia - Receitas 4. Diabetes - Tratamentos 5. Hábitos de saúde I. Lopes, Jaqueline II. Castilho, Tais

20-1443

CDD 616.4622
CDU 616.379-000.64

Índices para catálogo sistemático:
1. Diabetes : obras populares

ASTRAL CULTURAL É A DIVISÃO
LIVROS DA EDITORA ALTO ASTRAL

BAURU
Avenida Nossa Senhora de Fátima, nº 10-24
CEP 17017-337
Telefone: (14) 3235-3878
Fax: (14) 3235-3879

SÃO PAULO
Rua Helena, nº 140
salas 13 e 14, Vila Olímpia
CEP 04552-050
Telefone: (11) 3048-2900

E-mail: contato@astralcultural.com.br

PREFÁCIO

O diabetes é um mal que atinge pessoas de diversas idades e afeta diferentes partes do corpo, desde disfunções internas, que incluem problemas no pâncreas e nos rins, até consequências externas visíveis, como danos na pele, nas pernas e, inclusive, nos olhos. Seja para prevenir, reverter o quadro de pré-diabetes ou até mesmo controlar os sintomas durante toda a vida, a alimentação adequada tem papel fundamental no combate à doença, independente de seu tipo. Mesmo com tratamentos específicos, escolher da maneira correta o que se coloca no prato ajuda a equilibrar a doença.

Esta obra conta com um capítulo totalmente voltado à alimentação saudável com trocas de alimentos simples e importantes para melhorar a qualidade de vida do diabético; a importância de dividir adequadamente as refeições e o que é ingerido em cada uma; cardápios especiais para adultos e crianças, que podem desde cedo se afastar dessa disfunção a partir das boas refeições; e receitas doces e salgadas permitidas para quem precisa regular o açúcar no sangue. Os cardápios e as receitas foram elaborados pela nutricionista Juliethe Mardones Falcão, técnica em nutrição e dietética, pós-graduanda em nutrição estética e esportiva, e diretora do *Espaço Essence*, em Bauru (SP).

SUMÁRIO

01.

Entendendo o diabetes

O diabetes é uma doença metabólica caracterizada pelos altos níveis de açúcar no sangue. De acordo com o Ministério da Saúde (MS), o problema pode ser causa de complicações e insuficiência de vários órgãos, especialmente olhos, rins, nervos, cérebro, coração e vasos sanguíneos. É uma doença que apresenta diferentes tipos, com manifestações distintas. Dessa forma, o diabetes não pode ser tratado como algo único, uma vez que cada uma de suas ramificações tem causas e consequências específicas. Ainda assim, há uma disfunção em comum entre os tipos da doença: todos ocorrem pela incapacidade do corpo de metabolizar o açúcar ingerido. Isso se dá quando o corpo não consegue produzir insulina (um hormônio importante que será melhor explicado a seguir), ou não consegue empregar de maneira adequada a insulina que produz.

De acordo com o 9º Atlas do Diabetes, de 2019, produzido pela Federação Internacional de Diabetes (IDF), existem cerca de 17 milhões de adultos com a doença no Brasil. Além disso, cerca de 96 mil crianças e jovens convivem com o tipo 1 do diabetes no país. Os números não mentem: o Brasil está entre os cinco países com maior número de diabéticos.

HISTÓRIA DA DOENÇA

As primeiros ocorrências que indicam a existência do diabetes são de mais de 1500 a.C.. Médicos egípcios retratavam pessoas que urinavam em excesso e emagreceram demais, geralmente até a morte, como os primeiros casos da doença. Ao longo do tempo, foram apresentados diversos motivos e tratamentos, mas a primeira vez que o problema recebeu o nome de *Diabetes mellitus* foi por volta dos anos 100 d.C, na Grécia, pelo médico Aretaeus. O nome se deu pela alusão ao gosto adocicado da urina dos pacientes (*mellitus* vem do latim "doce como mel"). Foi apenas em 1776 que foi desenvolvido um método para observar a concentração de glicose na urina, feito por Matthew Dobson, sem que os médicos precisassem provar seu gosto.

Somente em 1812 que o diabetes foi reconhecido como caso clínico e, como não era uma doença com diagnósticos e tratamentos específicos à época, em pouco tempo os pacientes morriam. Mais tarde, em 1889, experimentos com cachorros determinaram que a disfunção estava ligada ao pâncreas. No procedimento, o órgão em questão era retirado dos animais, o que os levava a óbito pelos mesmos motivos que os diabéticos, mostrando, assim, a relação entre o pâncreas e o diabetes.

Após o desenvolvimento de pesquisas para o tratamento, no início do século XX, o fisiologista inglês Edward Sharpey-Schafer descobriu o efeito da deficiência de uma substância vinda do pâncreas em relação à disfunção. O hormônio, produzido nas células das ilhotas de Langerhans, foi batizado de insulina, derivado da palavra *insula*, do latim, que remete à ilha.

Pouco tempo depois, em 1921, houve o surgimento do que ficou entendido como o tratamento para a doença. Na ocasião, os médicos canadenses Frederick Banting e Charles Best retiraram insulina de cachorros saudáveis para usá-la nos animais diabéticos. Com isso, os casos de descontrole de níveis glicêmicos foram revertidos no experimento, o que culminou no uso do hormônio para tratar do problema em humanos. Como consequência, a mortalidade de crianças que iam a óbito logo após o diagnóstico caiu por conta do uso da injeção de insulina.

ANTES E DEPOIS
Os primeiros casos do diabetes, bem como o desenvolvimento de tratamentos e diagnósticos, estão ligados ao tipo 1. Os testes em animais, que levaram à conclusão de que o pâncreas era peça-chave no quadro da doença, remetem à falta de produção de insulina no órgão. Com isso, a evolução desses experimentos permitiram o controle desse hormônio, ajudando a conter o desenvolvimento do diabetes tipo 1. O tipo 2, entretanto, é descoberta "mais recente", já que sua causa não é a falta de insulina, mas a resistência ao hormônio.

GLOSSÁRIO DO DIABETES

Para entender o diabetes de maneira clara, é necessário compreender alguns termos específicos sobre o organismo humano. Além disso, esse entendimento também é importante para a detecção dos sintomas e consequências do diabetes no corpo.

Para começar, o metabolismo é um conjunto de reações moleculares, que, por sua vez, podem ser divididas em criação e destruição das moléculas: o anabolismo é o processo de formação de novas moléculas, como a síntese de proteínas a partir dos aminoácidos; e o catabolismo, quando as moléculas são quebradas em partes ainda menores, como na digestão. Esses dois processos metabólicos são de suma importância durante o diabetes.

Todo o funcionamento do organismo está ligado ao consumo de energia. Afinal, para o corpo exercer suas funções corretamente, é necessário um "combustível", no caso, ingerir alimentos que se transformam em energia. O diabetes, por sua vez, está intimamente relacionado a esse processo e, por isso, entender as nuances dessa transformação pode ajudar na compreensão.

Açúcar

O nome, relacionado quase instantaneamente ao ingrediente utilizado para adoçar receitas, também refere-se a outro termo: os carboidratos. O açúcar é o nome dado para identificar os carboidratos comestíveis, principalmente sacarose, lactose e frutose. Quimicamente, os açúcares podem ser monossacarídeos (carboidratos simples) e oligossacarídeos (junção de monossacarídeos). Os carboidratos são as principais fontes de energia do corpo, uma vez que são transformados em açúcar após metabolizados.

Glicose

É o nome dado ao açúcar presente no sangue. É a principal fonte de energia dos seres vivos e é resultado da transformação dos carboidratos dos alimentos. A regulação da quantidade de glicose é feita pelo pâncreas.

Insulina

É o hormônio responsável por metabolizar o açúcar no organismo. Quando algum alimento é consumido, seu açúcar entra na corrente sanguínea e, consequentemente, há a liberação do hormônio pelo pâncreas. O hormônio atuará como se estivesse abrindo as células para que a glicose entre e, por fim, seja usada como fonte de energia. A insulina também é um hormônio anabólico, e, por isso, aumenta a quantidade de gordura. Dessa forma, quanto mais insulina é produzida (estimulada pela presença dos carboidratos), maior a quantidade de gordura armazenada no corpo, principalmente na região abdominal.

Glucagon

Esse hormônio atua, basicamente, com a função oposta à da insulina: enquanto ela diminui o nível de açúcar no sangue, pois faz com que as células absorvam-no, o glucagon quebra o açúcar que está reservado no organismo, chamado de glicogênio, e o libera na corrente sanguínea. Apesar de opostas, essas ações são complementares, já que, no fim, ambas atuam no processo de disponibilidade de açúcar para geração de energia.

Nível de glicose

Por meio de ação conjunta de insulina e glucagon, o pâncreas regula os níveis de glicose para que não fiquem muito altos, característica principal do diabetes. O portador da doença, por ter níveis elevados de glicose, apresenta a hiperglicemia; quando os níveis estão muito baixos, por sua vez, é caracterizada a hipoglicemia. Após exames de sangue, os resultados são dados em miligramas de glicose por decilitro de sangue (mg/dL).

Glicemia

Representa a concentração de glicose no sangue. Valores altos indicam uma quantidade maior de açúcar no sangue — o que é normal depois de refeições, por exemplo. O valor normal de glicemia deve ser de, no máximo, 100mg/dL (miligramas por decilitro), enquanto em jejum. Após uma refeição, esse valor deve variar entre 140mg/dL e 200mg/dL, dependendo da pessoa.

Hiperglicemia

É o excesso de açúcar no sangue. Esse é o efeito a ser controlado no caso do diabetes, devido às dificuldades de metabolizar esse açúcar.

Hipoglicemia

Ao contrário da hiperglicemia, esse distúrbio ocorre quando há pouca glicose na corrente sanguínea. Pode acontecer em diabéticos caso ocorra algum erro na reposição de insulina no organismo ou no controle da alimentação.

NÍVEIS DE GLICOSE E IG

Os alimentos são divididos entre baixo, médio e alto **índice glicêmico**, e a classificação varia de 0 a 100. Os alimentos da primeira categoria mantêm a glicemia mais controlada, enquanto os da última a aumentam bruscamente.

Baixo IG: de 0 a 55
Médio IG: de 56 a 69
Alto IG: de 70 a 100

O **nível de glicose** refere-se à quantidade desse açúcar no sangue. A partir disso, é possível avaliar se o indivíduo está saudável ou não.

Saudável: até 99mg/dL
Pré-diabetes: de 100 a 125mg/dL
Diabetes: maior ou igual a 126mg/dL

Índice glicêmico

Representado pela sigla "IG", é uma classificação para a velocidade com que um alimento, quando ingerido, altera a glicemia do organismo. Esse índice é importante, especialmente, para estabelecer um controle do que se consome nas refeições.

NO ORGANISMO

Quando um alimento é ingerido, inicia-se o processo de digestão e absorção dos nutrientes e substâncias presentes nele. As enzimas digestivas começam, então, a quebrar os carboidratos em moléculas menores (a glicose). A partir disso, as células passam a usufruir de combustível para exercer suas funções.

Entretanto, para que a glicose entre na célula, a insulina entra em ação. É esse hormônio que promove a entrada da molécula de glicose na célula. No caso dos diabéticos do tipo 1, a insulina é escassa ou, dependendo do caso, nula, e isso acaba por desregular a absorção de glicose.

Os do tipo 2, por sua vez, produzem a insulina, mas apresentam resistência ao hormônio por conta do aumento de sua quantidade no sangue. Essas disfunções fazem os níveis de açúcar no sangue aumentarem, acarretando em picos de hiperglicemia.

SINTOMAS

Por mais que o diabetes apresente sintomas característicos, é comum que eles não apareçam claramente no início e se difiram dependendo do tipo do diabetes. Os principais, que se mostram independente do caso, são fome, sede e muita vontade de urinar.

Os sintomas se diferem dependendo do tipo do diabetes. Os principais, que se mostram presentes independentemente do caso, são fome e sede excessiva, além da vontade de urinar várias vezes ao dia. Isso tudo é consequência das ações do organismo para tentar eliminar as quantidades excessivas de açúcar. Como a função da insulina não está na normalidade, a glicose não entra na célula e, portanto, fica no sangue. Por isso, esse açúcar deve ser expelido por outro caminho — a urina. Urinando muito, o diabético se desidrata e, por consequência, sente mais sede que o normal. Como a glicose não entra na célula, o indivíduo ainda precisa de energia e, por isso, acaba sentindo mais fome para suprir as necessidades energéticas.

TIPOS

O problema pode atingir pessoas de todas as idades, mas de formas e razões diversas. As manifestações mais comuns do *Diabetes mellitus* são os tipos 1 e 2, contudo, existem outras versões que atingem grupos mais específicos, como crianças e gestantes.

Tipo 1

O diabetes tipo 1 é caracterizado como um processo autoimune, proveniente de uma falha no sistema imunológico. Quando isso ocorre, o próprio sistema de proteção ataca e destrói as células beta do pâncreas, responsável pela produção de insulina. Os anticorpos veem essas células como organismos estranhos e, por isso, as ataca. Por causa dessa ação ofensiva às células pancreáticas, o órgão não consegue secretar a quantidade necessária de insulina para que ela aja no metabolismo.

Também conhecido como diabetes insulinodependente, infanto-juvenil e imunomediado, esse tipo da doença tem relação genética. Antecedentes familiares estão entre os fatores de risco nesse caso, mas não é uma regra. De acordo com o *National Library of Medicine* (NLM), em Maryland, nos Estados Unidos, fatores ambientais também atuam de maneira determinante no aparecimento da doença: gêmeos idênticos, que possuem exatamente os mesmos genomas, apresentam diferenças na expressão do diabetes tipo 1. Pesquisas do NLM apontam que, se um dos irmãos possuir a doença, o outro terá de 30% a 50% de chances de compartilhar a condição.

Em relação ao diabetes tipo 2, essa versão da doença apresenta baixa incidência, afetando cerca de 5% a 10% dos diabéticos. Geralmente, os casos do tipo 1 são descobertos ainda na infância ou adolescência, mas também podem se manifestar em momentos mais tardios durante a vida. Os sintomas mais comuns do tipo 1 são, além da característica diurese constante, a sede e a fome, fraqueza recorrente e emagrecimento rápido em curtos períodos de tempo. É possível que os portadores do problema apresentem dores abdominais, náuseas e letargia (sensação de inconsciência prolongada, semelhante ao sono profundo).

Tipo 2

Nesse caso, o pâncreas ainda produz insulina por meio das células beta, porém, a ação desse hormônio é dificultada por conta de uma resistência insulínica. A resistência ao hormônio ocorre quando o organismo, frente à grande quantidade de açúcar no sangue, passa a produzir mais insulina. As células, por sua vez, "estranham" essa presença elevada do hormônio e passam a resistir a ele, fazendo com que a glicose não entre nas células. Geralmente, pessoas acima de 45 anos com histórico de sobrepeso e obesidade costumam ser acometidas com mais frequência. Isso se dá, principalmente, pelo estilo de vida sedentário e com alimentação inadequada, com ingestão de grandes quantidades de carboidratos simples e açúcares.

O diabetes tipo 2 é o que mais se espalha pela população, correspondendo a praticamente 90% dos casos, de acordo com a Organização Mundial da Saúde (OMS). Há uma predisposição genética, caso familiares possuam a doença, mas não se torna um problema hereditário. Diferente do tipo 1, nesse caso há a possibilidade da doença ser controlada com práticas saudáveis, como exercícios físicos e alimentação equilibrada.

Os sintomas, além dos habituais de qualquer tipo de diabetes (vontade de urinar, sede e fome), apresentam problemas na visão, coceira, neuropatia (fraqueza e dormência de membros), fadiga e, no caso das mulheres, infecções vaginais. Entretanto, os portadores do tipo 2 podem demorar para apresentar sintomas, o que pode "mascarar" a doença nos primeiros meses e até anos. Dessa maneira, o problema acaba por ser descoberto em exames de rotina.

Lada

Esse tipo é definido como Diabetes Latente Autoimune do Adulto (da sigla em inglês *Latent Autoimmune Diabetes of the Adult)* e tem como característica a destruição das células beta do pâncreas por células autoimunes encontradas no sistema imunológico. O diferencial em relação ao diabetes tipo 1 é que, no caso do LADA, o processo de degradação das células beta é mais lento e surge na fase adulta.

De forma geral, esse caso é uma variação do diabetes tipo 1, com efeito não manifesto, e a doença atinge adultos a partir de 35 anos de idade. Entretanto, é importante não confundir com o processo do diabetes tipo 2: embora ambos estejam relacionados com idades avançadas, partem de causas distintas. Os sintomas são semelhantes aos de outros tipos, além do cansaço e visão turva, comuns no tipo 2. As semelhanças ao tipo 1 também são episódios de vômitos, dores abdominais e confusão mental, mas esses sintomas se desenvolvem mais lentamente — em um período de, pelo menos, seis meses. Contudo, um fator que distancia o LADA do diabetes tipo 2 é o peso do portador: é comum que o IMC seja normal ou abaixo do normal, enquanto quem possui o tipo 2, geralmente, encontra-se com sobrepeso.

Mody

O *Maturity Onset Diabetes of the Young*, MODY, da sigla em inglês, apresenta uma disfunção causada por mutações monogênicas (de apenas um gene) nas células beta do pâncreas. Essa mutação já é capaz de causar hiperglicemia no indivíduo. O problema, nesse caso, gera redução da secreção de insulina e, assim, os pacientes com esse tipo de diabetes apresentam índice glicêmico alterado. Não por maus hábitos, como no tipo 2, e sim por conta de uma condição genética — mas, ainda assim, é um caso diferente do tipo 1, onde vários genes apresentam alterações.

O MODY, diferente do tipo 1, não tem nenhuma relação com imunidade ou fatores ambientais. Alguns jovens podem ser diagnosticados como portadores do tipo 1 de maneira equivocada, mas exames laboratoriais podem verificar a falta da característica autoimune, constatando, assim, o MODY. Até o momento, foram descobertas quatorze variações genéticas que causam o problema, mas os mais comuns são o MODY 2, situação assintomática, e 3. A elevação de glicemia é pequena, por mais que continue para o resto da vida. A descoberta dessa hiperglicemia ocorre em exames de rotina e, no tipo 3, os sintomas são semelhantes aos do diabetes em geral.

Gestacional

Como o próprio nome sugere, esse caso ocorre durante a gravidez, ainda mais durante os três últimos meses. Durante esse período, ocorre uma resistência

EXAMES

Glicemia em jejum: o paciente precisa ficar, no mínimo, oito horas em jejum para que seja possível medir o nível de glicose no sangue. Os valores de glicemia do pré-diabético estarão entre 100 e 125mg/dL, maiores que o normal (até 99mg/dL), mas menores que os valores para diabetes (acima de 126mg/dL).

Hemoglobina glicada: avalia-se a glicemia média dos últimos três meses. Assim, é possível analisar se houve algum aumento das taxas de açúcar. Quem apresenta pré-diabetes possui um valor entre 5,7% e 6,4%, maior que o normal (abaixo de 5,7%) e menor que o valor de diabéticos (acima de 6,5%).

Teste de tolerância à glicose: o exame observa como o organismo reage ao consumo de uma solução rica em açúcar, para descobrir se o paciente apresenta sinais de intolerância. Os índices de pré-diabetes estão entre 140 e 199ml/dL, acima do máximo entendido como valor normal (140ml/dL), mas ainda abaixo do valor apresentado por diabéticos (acima de 200ml/dL).

insulínica, que aparece devido às drásticas variações hormonais características. Esse desenvolvimento natural da resistência, de modo geral, é seguido por uma produção ainda maior de insulina, para compensação. Consequentemente, em alguns casos o pâncreas não consegue promover esse excedente, o que leva ao quadro de diabetes.

A principal causa da resistência à insulina que acontece durante a gestação é o surgimento de uma variação no hormônio do crescimento (GH) produzida pela placenta. Durante a gravidez, a mulher também aumenta o consumo de alimentos e depósito de gordura para suprir as necessidades do feto. Isso leva a um aumento na secreção de insulina e, assim, o desvio do funcionamento das células beta do pâncreas. Os sintomas são idênticos aos dos demais tipos — sede, urina e fome em excesso —, mas podem existir complicações para o bebê. O peso do feto é aumentado, podendo levar à macrossomia fetal (quando o bebê nasce com mais de quatro quilos), além de, após o nascimento, ficarem frágeis às crises de hipoglicemia pela alta produção de insulina. Também existem chances de complicações no parto e doenças neonatais.

Emocional

Situações de estresse provocam a liberação de hormônios como adrenalina, glucagon, GH e cortisol no organismo. Todos eles têm uma ação contrária à da insulina e, por isso, podem aumentar a glicose no sangue do diabético ou descompensar a de quem estava bem antes da tensão. Embora não se possa falar cientificamente de diabetes emocional como um tipo da doença, como o 1 e o 2, estresse e situações que desencadeiam tensão servem de gatilhos para pessoas já predispostas ao problema.

PRÉ-DIABETES

É uma condição na qual o indivíduo ainda não se encontra diabético, porém, seu corpo já não metaboliza bem o carboidrato e, por isso, a glicose se apresenta elevada no sangue. Diferente dos casos em que a doença já está definitivamente instalada, o pré-diabetes não apresenta sintomas, o que pode ocasionar demora em seu diagnóstico e consequentemente, seu tratamento — e isso pode fazer com que o quadro evolua e leve ao desenvolvimento do diabetes tipo 2. Alguns testes e exames são importantes para detectar e tratar rapidamente pré-diabetes, garantindo que o quadro não evolua para a doença em si.

OUTRO CASO: DIABETES INSIPIDUS

Outra manifestação da doença, com caráter distinto do *mellitus*, o *Diabetes insipidus* não está ligado ao pâncreas, produção de insulina nem glicose. Esse distúrbio consiste em problemas no controle de água no organismo, uma vez que, nesse caso, os rins não conseguem reter adequadamente o que é filtrado. Ainda assim, um dos fatores semelhantes entre os dois tipos da doença é caracterizado pela urina. Diferente do diabetes "tradicional", em que a o líquido excretado fica adocicado devido a grande concentração de açúcar, no *insipidus* a substância fica "sem gosto", pelo fato de estar muito diluído. A etimologia da palavra, do latim, remete à falta de sabor. No geral, a maior parte das causas da doença não tem prevenção nem cura, mas pode ser controlada com medicamentos.

Os pacientes passam a apresentar poliúria, como nos outros tipos de diabetes, mas podem ultrapassar os quatro litros de urina por dia. Assim como o *mellitus*, esse caso também é dividido em diferentes categorias, com causas distintas, principalmente duas:

Central

Nesse caso, as principais causas estão ligadas a tumores na região hipotalâmica hipofisária, responsável pelo controle das funções endócrinas do organismo e, também, relacionada pela tradução das sinapses do sistema nervoso central. O ADH, hormônio antidiurético produzido pelo hipotálamo, age nos rins estimulando a reabsorção de água pelo organismo, mas, nesse caso, o seu funcionamento é prejudicado e, assim, há a liberação da urina em grandes quantidades. Pode ser causado por doenças inflamatórias e infecções, como meningite, encefalite e doenças autoimunes.

Nefrogênico

Diferente do central, esse tipo da doença conta com o funcionamento normal do hipotálamo e da hipófise, produzindo quantidades ideais de ADH. Entretanto, um problema dos rins impede esse hormônio de agir corretamente. As causas dessa condição vão desde medicamentos que prejudicam o órgão, como aqueles com lítio, até mutações genéticas ou alteração nos níveis de proteínas relacionados ao ADH.

02.

Possíveis consequências

A doença é capaz de desencadear uma série de enfermidades se não cuidada corretamente, prejudicando diversas áreas do organismo. O excesso de açúcar pode, por exemplo, danificar veias, artérias e nervos, comprometendo o funcionamento de órgãos e membros. Quem convive com o problema deve realizar um acompanhamento médico e nutricional periódico para prevenir possíveis riscos e, até mesmo, fatalidades. Uma das decorrências principais do diabetes mal cuidado é a perda da qualidade de vida e da independência, pois o corpo, como um todo, sofre diversos prejuízos, como na visão e no funcionamento dos rins, muito comuns em que sofre com hiperglicemia. Os problemas que podem surgir a partir dela são tão expressivos que a doença se inclui na síndrome metabólica, que refere-se a uma situação de saúde em que existem riscos que podem levar até mesmo à morte. Ou seja, quando diagnosticada, a doença precisa ser controlada pelo resto da vida para garantir bem-estar, saúde dos órgãos e mais qualidade de vida. Sem isso, os problemas decorrentes são variados e afetam todo o organismo.

AS ALTERAÇÕES NO ORGANISMO

Manter a glicemia sob controle é fundamental para que o corpo não sofra com as consequências do diabetes. Os órgãos recebem os nutrientes pela corrente sanguínea, dos grandes aos pequenos e delicados vasos (chamados de capilares por suas espessuras lembrarem fios de cabelos). O excesso de glicose causa alterações nas paredes dos vasos, deixando-os mais frágeis, especialmente dos capilares, que podem até se romper. Com vasos prejudicados, os órgãos sofrem com a falta de nutrientes e podem até parar de funcionar. Como os vasos capilares levam sangue para áreas como a retina dos olhos, os rins e os nervos, o excesso do açúcar no sangue é causa de cegueira, insuficiência renal e neuropatias. Para entender a relação entre a glicose e os órgãos, é importante conhecer o caminho que é feito pelo açúcar quando ingerido, e o que acontece (ou deixa de acontecer) no caso dos diabéticos.

Assim que qualquer alimento é ingerido, independente de carboidratos ou não, a digestão começa já na mastigação. As enzimas presentes na saliva transformam os alimentos - principalmente os carboidratos simples - em pedaços menores para facilitar as outras etapas do processo. Uma vez reduzidos, esses pedaços se encaminham para o estômago, onde serão quebrados em moléculas ainda menores. Essa atividade acontece durante as contrações musculares, que transferem o alimento para o intestino delgado. Depois disso, ocorre, efetivamente, a transformação dos carboidratos em glicose. Em seguida, essa substância é absorvida pela corrente sanguínea através das paredes do intestino. É nesse momento que o pâncreas começa a agir - e, no caso das pessoas com diabetes, onde começa o problema. Sinalizado pela presença de glicose no sangue, o pâncreas é estimulado a produzir insulina. Quando essa produção ocorre regularmente, a quantidade de açúcar nas vias sanguíneas, bem como seu aproveitamento pelo corpo, se mantém estável. A glicose que não foi utilizada pelas células é armazenada e reservada no fígado e nos músculos. Nessa situação, a substância passa a ser chamada de glicogênio. Quando o corpo está em jejum, ou seja, não ingere novos carboidratos, o órgão quebra essas reservas e as disponibiliza em forma de glicose para as células.

No caso do diabetes, existem dois fatores a se notar durante a o processo digestivo: ou a produção de insulina não é suficiente para as necessidades do organismo, ou as células não conseguem absorver corretamente a substância por resistirem à insulina. O diabético sem esses níveis compensados apresentam hiperglicemia. Quanto mais tempo o açúcar permanece no sangue e mais picos de glicose acima do normal ocorrem, pior. E, assim, o problema vai minando vários órgãos - como rins, olhos, nervos, artérias e veias.

ÁREAS AFETADAS

A pele, o maior órgão do corpo, é uma das grandes afetadas nesse processo, independente do tipo do diabetes. Com isso, um leque de problemas pode se abrir, uma vez que muitas funções do corpo estão ligadas às células da pele - a dificuldade de cicatrização e circulação na região são os prejuízos mais graves. A precariedade de cicatrização pode ser resolvida com hidratação da região afetada e controle dos níveis de açúcar no sangue, para que a irrigação ocorra adequadamente. Em climas frios, quando é comum que a pele fique ressecada, os diabéticos podem sofrer ainda mais - infecções, úlceras, celulite e feridas como um todo tendem a ocorrer mais que o normal.

Outro problema provindo do diabetes e bastante comum é a neuropatia periférica. É a sensação de adormecimento que pode ocorrer em membros como mãos, braços, pés e pernas, além de dor na região. Isso ocorre porque os nervos periféricos presentes nessas partes do corpo são os responsáveis por receber e enviar informações do cérebro. Essa função acaba sendo prejudicada pelo elevado nível de glicemia (picos de hiperglicemia características da doença), que levam à perda de sensibilidade. Um dos grandes problemas nesse caso é que a neuropatia se desenvolve por um longo período, podendo se estender ao longo dos 10 primeiros anos após o diagnóstico. Dependendo da região atingida, os sintomas diferem: dormência de modo geral em membros como braços e pernas, seguidos de formigamento e, em alguns casos, perda da sensibilidade. Isso também pode ser um fator preponderante para a aparição do "pé diabético".

Esses problemas causados pelo diabetes são os mais comuns e gerais, e afetam áreas específicas do corpo, podendo levar até à perda de órgãos e membros.

Cérebro

Se mal controlada, a doença é fator de risco para problemas cerebrais como o acidente vascular cerebral (AVC), que pode levar à paralisação dos membros e, em vários casos, à morte.

Olhos

Essa região pode ser acometida por diferentes estágios de retinopatia (leve, moderada, severa e proferativa). De modo geral, é uma doença que afeta os vasos sanguíneos dos olhos, o que pode levar à cegueira - processo que não pode ser revertido. O risco de desenvolver glaucoma (pressão intraocular alta) e catarata também são maiores.

Boca

Os diabéticos são mais propensos à gengivite e à doença periodontal, uma infecção bacteriana. Os problemas bucais vão além da aparência e da sensibilidade na região e deixa as pessoas com diabetes mais suscetíveis às infecções e inflamações, principalmente aquelas causadas por bactérias.

Pele

Além do especificado anteriormente, quem tem diabetes pode sofrer com outros problemas dermatológicos, como furúnculos, micoses, escurecimento e ressecamento de áreas do corpo com dobras, como pescoço, virilha e axila.

Coração

Os problemas cardiovasculares provindos do diabetes são perigosos. O aumento de açúcar no sangue pode prejudicar a circulação sanguínea e o transporte de oxigênio para as células. Isso leva à coagulação e placas de gordura nos vasos, o que pode aumentar a pressão arterial e, assim, propiciar o desenvolvimento de diversas complicações. Insuficiência cardíaca, angina (dor no peito) e infarto são exemplos.

Rins

Esses órgãos podem sofrer com a nefropatia diabética. O problema gera a deterioração do funcionamento normal dos rins, que são responsáveis pela "filtragem" e eliminação de substâncias nocivas. O que acontece nesse caso é que, sem essa atividade, os outros órgãos ficam sobrecarregados e a composição sanguínea se altera, podendo se tornar "tóxico". Quem tem disfunção renal grave, em estado terminal, precisará de um transplante do órgão ou de sessões constantes de hemodiálise.

Pernas e pés

A doença arterial periférica leva à falta de equilíbrio e defasagem na coordenação nos membros inferiores como um todo. O chamado "pé diabético" é uma das consequências da neuropatia diabética. É um problema que compromete a parte sensitiva dos nervos, gerando dor e perda de sensibilidade nos membros. Podem ser criadas deformidades nos pontos de pressão do pé, aumentando as chances de feridas. Há mais dificuldade em perceber machucados, hematomas e cortes nessa região, o que pode resultar, em casos mais graves, na amputação.

QUALIDADE DE VIDA

Os cuidados com a saúde se tornam ainda mais importantes quando o indivíduo apresenta algum tipo de doença ou distúrbio - e isso não é diferente quando se trata do diabetes. Seja em casos de pré-diabetes ou quando a doença já está diagnosticada, buscar melhorar a saúde passa a ser uma preocupação diária. Estar atento ao que se consome nas refeições, às quantidades de carboidratos de cada prato, tomar os remédios da forma correta e, em muitos casos, restringir a alimentação são apenas algumas das medidas que precisam ser tomadas diariamente. Ou seja, o diabetes passa a ser um fator determinante da vida, já que afeta tanto o paciente quanto sua família, mudando rotinas, escolhas e lazer.

Com tantas mudanças que precisam ser feitas, não é de se estranhar que essa síndrome tão comum nos dias de hoje possa prejudicar a qualidade de vida das pessoas. Afinal, não é fácil.alterar hábitos, reeducar o paladar e mudar as atividades da rotina para viver melhor. Por isso, conseguir controlar o açúcar no sangue quando ainda é possível combater o diabetes é essencial para manter o bem-estar durante toda a vida.

Como esse problema na absorção de açúcar pelas células faz com que os níveis de glicose aumentem no sangue, é possível que apareçam sequelas em diversas partes do corpo. É de se imaginar que os órgãos mais relacionados a esse distúrbio, como o pâncreas e o aparelho digestivo no geral, sejam os mais afetados a princípio. Entretanto, eles podem sofrer até menos consequências que demais órgãos, dependendo da situação. É por isso que os cuidados com o sistema circulatório e com os rins, por exemplo, são tão enfatizados para os diabéticos.

O tratamento do pré-diabetes e diabetes tipo 2, geralmente relacionados a uma rotina mais saudável (com alimentação regrada e prática de exercícios físicos), pode ser suficiente para evitar o surgimento dessas grandes consequências. Isso porque, uma vez com essa mudança, há um controle das taxas de glicemia, impedindo que alguns males se instalem. Ainda assim, vale ressaltar que essas circunstâncias ideais, em que as mudanças de hábitos são suficientes ocorrem quando o diagnóstico é feito o quanto antes e os cuidados começam desde cedo. Quanto mais tardia a descoberta do problema, maiores as chances do desenvolvimento de alguma comorbidade.

Em casos de crianças diabéticas, os tipos da doença se apresentam de maneira semelhante àqueles em adultos. Entretanto, os problemas psicossociais são diferentes e podem deixar o tratamento mais complicado que em casos normais. O tipo 1 é o que mais afeta os jovens, mas os casos do tipo 2 estão crescendo cada vez mais nessa faixa etária devido ao aumento da ocorrência de obesidade infantil.

No tipo 2, a resistência à insulina pode surgir juntamente à puberdade, mas as consequências do diabetes nas crianças também se diferem dos casos de pessoas mais velhas. No tipo 1, a utilização da glicose pelo músculo esquelético é comprometido pela hiperglicemia, o que leva à perda de massa magra para fornecer energia ao corpo. Demais complicações, principalmente psicológicas e sociais, são comuns em crianças diabéticas. Desenvolvimento de depressão, ansiedade e demais problemas psicológicos, bem como distúrbios alimentares, são recorrentes neste grupo. Isso tudo pode levar ao descontrole glicêmico, o que altera a capacidade de aderir às dietas ou rotinas de medicamentos.

CUIDADOS PARA O RESTO DA VIDA

O controle do diabetes deve ocorrer pelo resto da vida, uma vez que a doença não tem cura definitiva. O que pode acontecer em casos como o do tipo 2, quando o problema é desenvolvido ao longo da vida devido aos maus hábitos alimentares, é controlar os sintomas. Dessa forma, seguindo com um bom planejamento para não aumentar os níveis de glicose, o problema é contido e a pessoa pode ter uma vida com o diabetes estável. Mas, ainda assim, ela não deixa de ser diabética, e está mais suscetível a descontrolar os níveis de glicose do que alguém sem a doença.

Tratamentos medicamentosos podem ser necessários desde os estágios iniciais. No pré-diabetes, os remédios conseguem reverter ainda mais rápido o quadro, impedindo o desenvolvimento completo da doença. Entretanto, em casos mais graves, a tendência é que os medicamentos já não sejam suficientemente eficientes, e que haja a necessidade do uso da insulina. De qualquer forma, vale ressaltar que os hábitos alimentares, bem como a prática de exercícios físicos, serão, sempre, os pilares do controle dos problemas do diabetes, sejam acompanhados de medicamentos ou de aplicação insulínica.

03.

Causas e prevenção

Existe uma série de condições que viabilizam o desenvolvimento do diabetes. A boa notícia é que a maioria desses fatores consegue ser extinguida por meio de hábitos saudáveis. Problemas como excesso de peso e alimentação inadequada, por exemplo, podem ser solucionados, boa parte das vezes, a partir da prática de atividades físicas e da reeducação alimentar, respectivamente. Mas, como é de se imaginar, há outras causas impossíveis de se evitar. Esse é o caso da influência genética, a qual, até o momento, a comunidade científica não sabe como contornar - e, por isso, não há como prevenir versões da doença com causas genéticas, como o tipo 1.

Dentre a grande variedade de fatores de risco relacionados à doença, estão, além dos já mencionados, o sedentarismo, a hipertensão e a administração de determinados medicamentos. Nesse sentido, integrar um dos grupos que apresentam maior tendência a manifestar o quadro diabético é um forte motivo para fazer visitas frequentes ao médico.

FATORES GENÉTICOS

Não é novidade que influências genéticas podem interferir no surgimento do diabetes. Essa interferência é tão significativa que, em determinados casos, o indivíduo já nasce com o problema, o que revela um caráter hereditário no perfil da doença. Sabe-se, então, que o histórico familiar de diabetes já se configura como um fator de risco suficiente para o seu surgimento logo no início da vida.

Fatores genéticos estão envolvidos principalmente no diabetes tipo 1, que surge, na maioria das vezes, durante a infância e a adolescência. Todavia, indivíduos que possuem familiares - principalmente de primeiro grau - com diabetes tipo 2 também têm chances maiores de apresentar a doença. Nesse caso, deve-se tomar muito cuidado com o ganho excessivo de peso, e são ainda mais indicados o controle da alimentação e uma boa rotina de exercícios físicos. Assim, apesar de estar fortemente atrelada ao diabetes tipo 1 e outros em que ocorrem mutações de genes, a influência genética também possui laços com o tipo 2, manifestado mais tardiamente.

SEDENTARISMO

O comportamento sedentário compartilha relações estreitas com diversas complicações. No caso do diabetes, isso acontece porque o acúmulo de gordura, provocado pelo baixo gasto calórico e pelo consumo de alimentos inadequados, prejudica a atuação da insulina no organismo, podendo, inclusive, estimular o desenvolvimento da resistência ao hormônio. O modo como a gordura é distribuída pelo corpo também é um fator determinante para o desenvolvimento dessa resistência, já que as chances de ocorrência de diabetes são mais elevadas em indivíduos que acumulam gordura na região do abdome. Homens e mulheres com cintura superior a 102cm e 88cm, respectivamente, apresentam maior risco, por exemplo.

Dentre os comportamentos sedentários, assistir à televisão por muito tempo é um dos mais comuns, estando comprovadamente associado ao desenvolvimento da obesidade. A atividade física regular não só ajuda a controlar o peso, como também aumenta a sensibilidade do organismo à insulina, auxiliando no controle dos níveis de glicose no sangue. Tanto a musculação quanto os exercícios aeróbicos ajudam a evitar o diabetes tipo 2. Por isso, adotar um estilo de vida fisicamente ativo se torna essencial para prevenir ou reduzir os sintomas da doença. Estudos demonstram que 150 minutos de atividade física por semana, que podem ser divididos durante esse período, já são o suficiente para obter alterações significativas na saúde.

A prática frequente de atividades físicas também pode evitar a insuficiência cardíaca, doença que limita o funcionamento do coração e que pode se desenvolver, em decorrência do sedentarismo, paralelamente ao diabetes. Falta de ar ao dormir, fadiga, cansaço e limitações para realizar tarefas cotidianas costumam ser as principais evidências do problema.

ATIVIDADE FÍSICA E COMPORTAMENTO SEDENTÁRIO

Inserir ou aumentar a quantidade de exercícios físicos na rotina é importante, mas, além disso, é necessário evitar o comportamento sedentário - aquele conjunto de práticas diárias que não favorecem o gasto calórico e a movimentação do corpo. Isso quer dizer que a atividade física intensa é fundamental, mas é preciso evitar passar o dia todo sentado sem se levantar para nada. Ou seja, quem trabalha com funções que pedem menos movimentação corporal, deve se atentar ainda mais às atividades que exerce fora do expediente, já que precisa "compensar" esse comportamento sedentário.

MAUS HÁBITOS ALIMENTARES

A alimentação é a maneira pela qual o corpo adquire nutrientes necessários para suas atividades. É por meio dela que o consumo de substâncias importantes para o bom funcionamento do organismo e para a prevenção de doenças é realizado. Por outro lado, caso seja realizada de maneira inadequada, também pode trazer problemas, como o aumento da pressão arterial e a própria obesidade. Portanto, o esperado é que as pessoas prefiram ingredientes saudáveis, como vegetais e oleaginosas, em vez de produtos ultraprocessados, a exemplo das barras de chocolate e outras guloseimas, que provocam danos à saúde. No caso dos diabéticos, essa escolha deve ocorrer com mais prioridade, já que a necessidade de realizar correções nos processos metabólicos se mostra ainda maior.

Uma dieta desregrada acaba sendo associada ao desenvolvimento do diabetes tipo 2 porque, geralmente, é baseada no consumo de carnes vermelhas processadas, doces e refrigerantes, alimentos muito associados a alterações perigosas no organismo. Aliás, é possível que o sal também esteja atrelado ao surgimento da doença, uma vez que, em excesso, sua ingestão pode resultar em quadros de resistência insulínica, potencializando as chances de surgimento tanto do tipo 2 quanto do LADA (de causa genética), como têm evidenciado pesquisas da área. Por outro lado, o consumo regular de cereais, vegetais, soja e fibras tem se mostrado uma ótima ferramenta para reduzir os riscos da doença.

OBESIDADE

Os maus hábitos alimentares e a ausência de exercícios físicos podem facilitar o surgimento de outro problema igualmente potencial para a aparição do diabetes: o excesso de peso. De acordo com o Ministério da Saúde, estima-se que cerca de 54% dos brasileiros possuam quadros de sobrepeso. O índice de obesidade no país, por sua vez, passou de 11,8% para 19,8% entre 2006 e 2018.

Os quilos excedentes representam uma verdadeira ameaça à saúde, em especial dos diabéticos, pois, além de aumentarem os riscos de doenças cardiovasculares e respiratórias, comprometem a absorção correta de glicose feita pelo organismo - isso se justifica porque, conforme as células de gordura aumentam, seus receptores diminuem em quantidade, respondendo à insulina de forma insatisfatória.

No caso do diabetes tipo 2, o sobrepeso é o maior e mais perigoso fator de risco. As chances costumam ser analisadas a partir do Índice de Massa Corporal (IMC), sistema que mede a relação entre o peso e a altura do indivíduo. Quando essa fração é superior a 25 (os valores saudáveis se encontram entre 18,5 e 24,9), os riscos da doença começam a elevar. A obesidade é um fator tão importante que, em alguns casos, as pessoas conseguem controlar o quadro diabético apenas emagrecendo e entrando em seu peso ideal.

HIPERTENSÃO, ESTRESSE E DOENÇA RENAL

Pessoas hipertensas (que possuem níveis elevados de pressão sanguínea nas artérias) apresentam mais chances de desenvolver diabetes porque alguns medicamentos usados no tratamento de problemas cardiovasculares, como diuréticos e betabloqueadores, interferem na ação da insulina, o que pode aumentar os riscos da doença. Inclusive, há um número significativo de diabéticos com níveis elevados de LDL, conhecido como colesterol ruim.

O estresse e outros problemas emocionais, como ansiedade e depressão, também estão associados ao aumento do cortisol, hormônio que possui ação contrária à insulina, podendo elevar a glicemia em indivíduos predispostos ao diabetes. Existe, ainda, uma relação entre o cortisol e o aumento do volume de gordura no corpo. No entanto, essa associação apresenta uma característica menos direta: é possível que, em casos de problemas emocionais, o indivíduo apresente tendências e hábitos menos saudáveis e, consequentemente, desenvolva alguns dos fatores citados anteriormente. Além disso, em pessoas diagnosticadas com diabetes, o estresse pode causar picos de insulina no organismo em função do aumento da taxa de cortisol. Isso pode levar à resistência ao hormônio, principal característica do tipo 2 da doença.

Já se sabe que os diabéticos também estão mais sujeitos a doenças renais, mas é possível que o caminho inverso também ocorra. De acordo com estudos publicados por pesquisadores das universidades de Washington e de Tennessee, nos Estados Unidos, problemas nos rins podem aumentar em cerca de 20% as chances de desenvolver diabetes. Possivelmente, os riscos aumentam porque os rins, incapazes de executar suas atividades adequadamente, deixam que a ureia se concentre em grandes quantidades na corrente sanguínea, aumentando a resistência à insulina e, inclusive, prejudicando a secreção do hormônio.

MEDICAMENTOS

Por fim, há a possibilidade de o diabetes ser provocado pelo uso de fármacos. Nesse caso, os remédios podem se tornar causadores do pré-diabetes ou da doença em si quando seu consumo altera os níveis de glicemia no organismo. Isso não quer dizer que todo medicamento pode levar ao diabetes ou que todos que fizerem uso desses produtos irão desenvolver o quadro. Mas é necessário estar atento às substâncias que provocam tais alterações glicêmicas.

Geralmente, esses remédios são utilizados para tratar outras doenças. Glicocorticóides, designados para transplantes, antipsicóticos, usados no tratamento de esquizofrenia, e quimioterápicos, úteis contra alguns tipos de câncer, são os principais exemplos. Além deles, outros fármacos podem causar alterações mais leves, como aqueles utilizados no controle do colesterol (alguns tipos de estatina) e da hipertensão (diuréticos e betabloqueadores). As formas como os componentes químicos desses medicamentos agem no organismo variam: podem inibir a ação da insulina nas células, dificultar sua liberação pelo pâncreas ou, então, estimular a produção de glicose pelo fígado. Esses efeitos podem ser causados separadamente, mas também em conjunto, dependendo da medicação.

O número de pessoas que fazem uso dos remédios citados vem crescendo com o tempo e, por isso, é preciso atenção. Qualquer indivíduo que use essas medicações por períodos prolongados pode desenvolver o diabetes. Quanto maiores as doses e o tempo de administração, mais alto é o risco. Aqueles com predisposição à doença detêm chances adicionais e, nesse caso, as alterações glicêmicas podem acontecer mesmo diante de doses pequenas e pouco tempo de exposição aos fármacos.

REVISÃO DE HÁBITOS

Tabagistas apresentam de 30% a 40% mais chances de desenvolver diabetes do que os não fumantes. Quanto mais tempo uma pessoa fuma e quanto maior é o número de maços consumidos ao dia, maior é o perigo. A associação do hábito de fumar com o quadro diabético é tão forte que, para que os riscos da enfermidade sejam reduzidos aos de uma pessoa que nunca fumou, são necessários cerca de 12 anos isentos do consumo de cigarros, como indicam estudos. Além disso, o tabagismo pode desencadear uma série de outras doenças, como câncer, problemas cardíacos e impotência sexual. Evidências também apontam que dormir mal pode levar a um estado de pré-diabetes, porque a reação do corpo à falta de sono é semelhante à resistência insulínica. Essa privação de descanso pode estar relacionada ao quadro indiretamente, quando interfere no descontrole do apetite, ou diretamente, uma vez que está ligada ao risco de obesidade e de resistência à insulina.

Felizmente, o diabetes induzido por medicamentos pode ser controlado a partir de bons hábitos alimentares, da prática de atividades físicas ou, caso se manifeste de maneira mais intensa, da administração de remédios específicos. Hoje, existem substâncias que agem especificamente nas vias em que as medicações associadas ao diabetes interferem, o que possibilita a realização de terapias medicamentosas para controlar a glicemia. Vale lembrar que o acompanhamento médico e os exames de rotina são sempre necessários, ainda mais nesse caso, para que os fármacos utilizados não provoquem efeitos adversos.

GESTAÇÃO

O próprio diabetes gestacional também é um fator de risco para o bebê. Nesse caso, quando a glicemia da gestante se eleva, a quantidade excessiva de glicose é transferida para o feto, o qual secreta quantidades também aumentadas de insulina e adquire peso excessivamente. Crianças que nascem com mais de 4kg e, principalmente, filhos de pais obesos apresentam maior risco de desenvolver a doença em decorrência do diabetes gestacional.

04.

Cuidados e tratamentos

É compreensível muitas pessoas acreditarem que o único tratamento contra o diabetes é a aplicação de insulina. Esse método é a única forma de tratamento para quem tem diabetes tipo 1, já que, nesse caso, o pâncreas não produz cargas suficientes do hormônio para controlar a glicemia. Entretanto, existem outros recursos direcionados à melhora do indivíduo e do seu índice glicêmico que podem contribuir com o controle da doença independente de seu tipo.

MEDICAMENTOS

Em quadros de pré-diabetes e, até mesmo, momentos iniciais da doença, é comum que os médicos indiquem remédios antidiabéticos (conhecidos, também, por hipoglicemiantes) administrados via oral como primeira forma de tratamento.

Metformina: um dos mais conhecidos atualmente no tratamento do diabetes tipo 2, possui seu princípio ativo — a galegine — retirado de uma planta galega — *Galega officinalis*. Embora seja famosa entre médicos e pacientes, essa medicação foi aprovada apenas no final do século 20, pois a substância que age no organismo provêm da guanidina, que é extremamente tóxica para o corpo. Conhecida, antigamente, como "comedora de glicose", a metformina — da classe de remédios chamada biguanidas — otimiza a insulina já existente no corpo do diabético, aumentando a sensibilidade dos órgãos ao hormônio. Além disso, o medicamento também é capaz de diminuir a absorção de glicose no intestino e a sua produção pelo fígado (a qual seria liberada em momentos de estresse e pressão). Porém, o que faz a metformina ser o primeiro remédio a ser recomendado em caso de glicemia alta é o fato de não causar muitos efeitos colaterais ou hipoglicemia. No início do tratamento, a pessoa pode sentir náuseas, diarréia e ânsia, mas esses desconfortos são cessados ao longo do tempo. Outro ponto positivo é que não aumenta o peso do indivíduo.

Sulfonilureias: essa classe de remédios atua no aumento da liberação de insulina no corpo. O órgão responsável pela produção do hormônio é o pâncreas e são nas suas células beta que o medicamento age. As sulfonilureias — também conhecidas como secretagogos — são muito recomendadas no tratamento do diabetes concomitante com uma perda de peso frequente. Entretanto, não são todas as pessoas que podem ingerir essas pílulas, já que são metabolizadas no fígado. Portanto, se o indivíduo possuir alguma complicação hepática, como a esteatose, seu uso não é recomendado. Além disso, as sulfonilureias também são contraindicadas para pessoas com dificuldades renais, pois sua excreção é feita por meio dos rins.

Inibidores de alfa-glicosidase: essa classe de medicamentos não age na liberação de insulina, tampouco na aprimoração do hormônio já existente no corpo. Seu foco de ação é o intestino. A alfa-glicosidase é uma enzima que quebra as moléculas de sacarose, o amido e a maltose, tornando a digestão dessas substâncias mais fácil e rápida, aumentando, consequentemente, a glicemia pós-prandial, ou seja, o aumento abrupto do nível glicêmico no sangue após uma refeição. Esse medicamento, como o próprio nome sugere, age inibindo a enzima, diminuindo e retardando a digestão dos carboidratos e, assim, evitando os picos de glicemia. Estudos apontam que os inibidores de alfa-glicosidase são contraindicados para gestantes, ou seja, não são recomendados em casos de diabetes gestacional.

Inibidores de dipeptidil peptidase 4 (DPP-IV): essa enzima (DPP-IV), também chamada de gliptinas, é a responsável por encurtar a vida do hormônio que incentiva a secreção de insulina: o GLP-1 (peptídeo semelhante a glucagon-1, em português). O medicamento foca na inibição dessa enzima, possibilitando uma maior produção de insulina e, assim, o equilíbrio dos níveis glicêmicos. Seus efeitos colaterais são raros e não causam aumento de peso.

EXISTE CURA PARA O DIABETES?
Muitos diabéticos, após experimentarem uma melhora nos níveis glicêmicos, chegando, até mesmo, a estabilizá-los, acreditam que estão curados. Entretanto, isso não é verdade. A medicina atual ainda não desenvolveu uma cura para o diabetes, portanto, o que se observa nesses casos é uma boa recepção do corpo ao tratamento escolhido e, ainda, um sinal que o indivíduo está mudando seus hábitos. Por exemplo, ao emagrecer, uma pessoa pode diminuir a taxa de açúcar no sangue, já que a obesidade é um dos fatores do diabetes. Isso não quer dizer, entretanto, que a pessoa está curada, mas que melhorou seu estilo de vida e, por isso, controla melhor a glicemia do sangue.

INSULINA

Os remédios em forma de cápsulas citados anteriormente, embora potentes, não são suficientes para quem tem o tipo 1 da doença. O pâncreas desses pacientes produzem doses insuficientes ou, até mesmo, nulas de insulina. Portanto, o principal tratamento para eles é a aplicação do hormônio por uma agulha. Embora não seja tão comumente utilizada como tratamento do tipo 2, a substância pode auxiliar no controle quando os remédios não surtem o efeito desejado ou em casos graves de descontrole glicêmico. O uso da insulina requer cuidados e, por isso, é necessário entender seu uso.

Tipos de seringa

Todas as insulinas vendidas atualmente no Brasil têm dosagem de 100-U, ou seja, a cada 1 mililitro (ml) na seringa, há 100 unidades (U) do hormônio. Para facilitar a autoaplicação, esses utensílios possuem variedades para cada prescrição médica. As seringas com U-100 — que possuem 1ml de capacidade — são destinada a pacientes que necessitam de doses maiores de 50U de insulina. Por sua vez, os utensílios U-50 e U-30, além de possuírem graduação de 1 em 1 unidade, são reservados para indivíduos com menores prescrições do hormônio. As diferenças, entretanto, não param por aí. Existem as seringas com agulhas removíveis e outras fixas. É recomendável a escolha desta última, já que a deslocável desperdiça unidades do produto, cerca de 5U.

Canetas de insulina

Muitos pais optam por esse produto para tratar seus filhos diabéticos. Mas por quê? A resposta é simples: as canetas são mais práticas, podem ser transportadas sem refrigeração e facilitam a aplicação. Esse tipo de dispositivo auxilia na medida de insulina para pacientes com problemas na visão, já que as unidades do hormônio são contadas por meio de um marcador de dose que emite um som ao ser rosqueado.

INSULINA NA INFÂNCIA

O diabetes tipo 1 é, geralmente, diagnosticado entre crianças. Esse tipo da doença também é conhecido como insulinodepente, ou seja, é necessário que seja feita a aplicação de insulina. No caso dos pequenos, nem sempre os pais ou responsáveis estão por perto para realizar o procedimento e, por isso, é importante que saibam explicar sua condição e aprendam pelo menos o básico sobre a aplicação. Por exemplo, na escola, é de responsabilidade dos adultos, preferivelmente um profissional de enfermagem. Depois dos 12 anos, é possível ensiná-los a fazer a aplicação sozinhos. O primeiro passo é lavar bem as mãos - andar com álcool em gel é uma opção válida. Depois, limpar bem o local onde a insulina será aplicada e montar a caneta corretamente. É imprescindível conferir se o cartucho está instalado e rosquear a agulha no utensílio. Em seguida, colocar a quantidade exata do hormônio recomendado pelo médico mexendo no marcador de dose, localizado na extremidade do objeto. Por último, fazer uma prega na pele onde será aplicado, inserir a agulha em um ângulo de 90° e pressionar o botão da caneta. É necessário esperar cerca de 10 segundos para retirar a caneta e soltar a pele.

Tipos de insulina

O pâncreas humano libera dois tipos de insulina conforme a necessidade da pessoa. A basal (NPH - humana, por exemplo) é liberada durante todo o dia em quantidades mínimas a fim de manter a absorção de glicose contínua. Já a bolus (Insulina Humana Regular) é aquela disponibilizada pelo órgão em grandes quantidades durante as refeições e em momentos de necessidade. Para muitas pessoas, o tratamento insulínico ideal é aquele que une os dois tipos de hormônio: aplicação da basal entre duas (ao acordar e ao dormir) a três aplicações por dia e da bolus antes das refeições (imediatamente ou 30 minutos antes, dependendo da marca).

Melhores lugares para aplicação

O local escolhido varia pela facilidade e pela finalidade. O abdome é, geralmente, um bom lugar para aplicar a dose de insulina bolus, já que o hormônio será absorvido de maneira rápida e constante; além disso, essa área é de fácil aplicação, podendo ser acessada dentro e fora de casa, sem a necessidade de se despir. No quesito rapidez de absorção, a parte externa do braço vem logo em seguida, entretanto tem como desvantagem o seu alcance na auto-aplicação (a agulha precisa estar em um ângulo de 90° com o corpo). As nádegas e as coxas proporcionam uma absorção mais lenta e o efeito da insulina pode ser afetado por exercícios físicos. É preciso salientar a importância de variar os locais de aplicação, o chamado "rodízio". Essa prática evita acúmulo de gordura ou o aparecimento de caroços ou machucados na área utilizada diversas vezes seguidas.

TRANSPLANTE DE PÂNCREAS

Esse método surgiu como uma possível cura para o diabetes tipo 1, porém se provou apenas um tratamento para o problema. Na década de 1960, fazia-se, inicialmente, o transplante de pâncreas quando os rins do paciente apresentavam problemas devido à doença, precisando, assim, transplantá-los também. Ao passar por esse procedimento, no pós-operatório, o indivíduo necessitava ingerir drogas imunossupressoras — que impedem a rejeição dos "novos" órgãos. Esses medicamentos, entretanto, possuem altas doses de cortisona, hormônio que aumenta a resistência do organismo à ação da insulina. Por fim, a cirurgia não surtia o efeito desejado: apesar de o pâncreas novo voltar a produzir a quantidade necessária dessa substância, a cortisona impedia a cura definitiva da doença, pois os órgãos ficavam mais resistentes à insulina. Ou seja, o indivíduo deixava de ser diabético tipo 1 para desenvolver o tipo 2.

Atualmente, apenas as ilhotas pancreáticas (as células beta do órgão, que produzem o hormônio) são transplantadas, contudo, o uso das drogas imunossupressoras continua sendo necessário. Dados médicos mostram que apenas 10% dos pacientes que passam pelo tratamento ficam livres, definitivamente, da insulina injetável, embora o maior desejo de uma pessoa que faz esse procedimento seja parar de usá-la. A comunidade científica está, atualmente, desenvolvendo um tratamento em que as células mesenquimais, ou seja, oriundas da medula óssea, são transplantadas, desenvolvendo outras células pancreáticas saudáveis.

CIRURGIA METABÓLICA

O indivíduo obeso, além de possuir sérios riscos de desenvolver hipertensão, colesterol alto e outros problemas, também pode adquirir o diabetes tipo 2, pois o pâncreas secretará mais insulina, aumentando a resistência das células ao hormônio. Além disso, esse problema está, muitas vezes, relacionado a uma alimentação não balanceada e ao sedentarismo. Nesse caso, para tratar o diabetes, deve-se diminuir a ingestão de açúcares, alimentos gordurosos e adotar uma rotina de exercícios físicos.

Entretanto, alguns diabéticos obesos podem não conseguir perder a quantidade de peso necessária ou estão em situação grave, correndo inclusive risco de vida. Para esses casos, é indicada a realização da cirurgia bariátrica. Consolidado, no Brasil, a partir da década de 1990, esse procedimento possui diversas técnicas, entre elas a restritiva, que diminui o tamanho do estômago, a disabsortiva, na qual o tamanho do intestino delgado é reduzido, e a mista, uma mistura das duas anteriores.

Com o passar do tempo, notou-se que os indivíduos com diabetes tipo 2, logo depois de efetuarem a cirurgia bariátrica, apresentavam uma melhora significativa no quadro da doença. O nível glicêmico e as taxas de hemoglobina eram regularizados. A partir dessas constatações, este tratamento começou a ser chamado de cirurgia metabólica. Além de melhorar o diabetes, pode-se prevenir a hipertensão e o colesterol alto.

As razões para essa "reversão" da doença ainda são debatidas: pode ser o aumento do GLP 1, hormônio produzido para incentivar a produção de insulina; ou porque os níveis de glicose no sangue são regulados, ou, até mesmo, pelo fato do indivíduo perder muito peso e necessitar de menos insulina, diminuindo a resistência. No entanto, a cirurgia metabólica é recomendada apenas para diabéticos do tipo 2 com obesidade grave que não conseguem manter os níveis glicêmicos estáveis, mesmo com o auxílio de remédios e mudança de hábitos. O procedimento é contraindicado para quem possui algum transtorno mental, dependentes químicos e alcoólatras, por exemplo. Vale ressaltar que esse tratamento não é capaz de curar o diabetes: a pessoa deverá efetuar os exames de rotina para verificar os índices de insulina e de glicose no sangue com a mesma frequência, mesmo com os valores regulados.

05.

Desmistificando o assunto

Muitas informações falsas sobre o diabetes circulam na internet, em especial em mídias sociais. As "notícias" costumam estar relacionadas a tratamentos milagrosos que prometem acabar com a doença, mesmo sendo uma condição sem cura. Afinal, o que pode acontecer, na verdade, é um controle maior dos níveis de açúcar no sangue. Mas, uma vez que o indivíduo foi diagnosticado, ele será sempre diabético e deverá tomar os devidos cuidados para manter a glicemia baixa. Levando esse exemplo como base, é de se esperar que nem tudo que circula sobre a doença é, de fato, verdadeiro. O que se sabe hoje, com bases científicas, é que o diabético pode buscar alguns métodos para o controle da glicose no sangue, mas que também requerem que o tratamento seja aliado a um estilo de vida saudável.

O MITO DA CURA

Depois de diagnosticada, nenhum alimento tem o poder de eliminar a doença definitivamente do organismo, assim como nenhum outro procedimento médico ou produto farmacêutico. Por isso, deve-se ter atenção às informações que atestam que o consumo de quiabo, folhas de manga, suco de repolho e abóbora, por exemplo, é o suficiente para pôr um fim ao diabetes. A verdade é que esses ingredientes não curam a doença, mas podem colaborar de forma importante para seu controle. A maioria são alimentos ricos em fibras, que desempenham uma função fundamental no controle dos níveis de açúcar no sangue. As fibras solúveis são as que mais favorecem quem sofre com diabetes. Ao entrar em contato com a água, esse macronutriente cria uma "capa" ao redor do alimento e aumenta o tempo de absorção dos açúcares, evitando picos de glicose. Essa substância pode ser encontrada em leguminosas, como feijão e lentilha, e nas frutas, em especial as consumidas com casca, como a maçã.

ALÉM DO AÇÚCAR

Dadas as características da doença, pode-se acreditar que só manter distância de alimentos açucarados é o suficiente para afastar ou controlar o diabetes, mas não é verdade. Outros ingredientes merecem atenção e entre eles está o sal, que também pode ser um agravante para a doença. Um estudo mostrou que uma alta ingestão desse ingrediente (mais do que 8g por dia) pode aumentar em quase 60% o risco de desenvolvimento do diabetes tipo 2 e, até mesmo, da versão LADA, ligada a processos autoimunes. A hipótese seria que grandes quantidades de sódio podem estar relacionadas à resistência à insulina. Os estudos ainda estão em andamento, mas diminuir a quantidade de sal traz outros benefícios, como o controle da pressão arterial.

DESMISTIFICANDO OS MEDICAMENTOS

Apesar de a insulina ser bastante citada quando o assunto é diabetes, nem todo diabético precisa aplicá-la e esse também não é o único medicamento utilizado para tratar a doença. Há diferentes classes de medicações que são indicadas de acordo com a necessidade de cada caso e só devem ser usadas com prescrição médica. De uma forma geral, os remédios aumentam o efeito da insulina endógena (substância sintetizada pelo pâncreas e responsável pelo metabolismo da glicose) ou a produção da mesma. Outros fazem com que o excesso de açúcar seja eliminado pela urina. A insulina, por exemplo, é um tratamento comum para o tipo 1, enquanto que para o tipo 2 só será recomendada quando a pessoa apresentar níveis de glicemia em jejum acima de 250mg/dl.

ADESIVOS DE INSULINA

Existem especulações sobre o desenvolvimento de adesivos para o corpo com substâncias que prometem curar o diabetes. Estudos atestam a falsidade desse tratamento revolucionário até o momento. O que se sabe, de acordo com um estudo publicado no periódico científico *Nature*, conduzido por pesquisadores chineses e pelos Institutos Nacionais de Saúde dos Estados Unidos, é que adesivos compostos por agulhas microscópicas poderiam ser uma via eficaz de inserir insulina dentro do corpo. Ainda

ATENÇÃO AOS DETALHES

Quando há o diagnóstico da doença, o cardápio da pessoa poderá sofrer alterações a fim de controlar os níveis glicêmicos no sangue. No entanto, algumas substituições que são consideradas saudáveis e "liberadas" do açúcar merecem atenção, como é o caso do mel e do açúcar mascavo. Apesar de naturais, ou seja, não serem submetidos às etapas de processamento, esses alimentos continuam ricos em açúcar do tipo sacarose, que precisa ser evitado pelos diabéticos. O Ministério da Saúde adverte que, apesar de recomendações internacionais permitirem o consumo de quantidades pequenas para pessoas com diabetes, é difícil administrar a quantidade ingerida diariamente para que haja o controle glicêmico. Por isso, ao incluí-los na dieta, o melhor é contar com acompanhamento nutricional e atenção às quantidades.

assim, essa possibilidade precisa ser testada, uma vez que não há resultados concretos e a investigação de efeitos colaterais.

NECESSIDADE DE INSULINA

Ao contrário do que algumas dietas milagrosas possam pregar, eliminar os carboidratos da dieta não é uma forma de descartar instantaneamente a necessidade da aplicação de insulina. No diabetes tipo 1, a substância é necessária diariamente, já que o pâncreas do diabético não produz mais o hormônio. Portanto, mesmo que não consuma carboidratos, a pessoa com diabetes precisará aplicar a insulina. No tratamento do diabetes tipo 2, porém, restringir o consumo de carboidratos ou escolher as melhores opções pode ser mais eficaz, uma vez que podem ser usados tanto a insulina como hipoglicemiantes orais. A utilização desses medicamentos depende de prescrição médica e do nível de glicemia do indivíduo, determinado em parte pelo consumo de carboidratos.

No tipo 2, se a glicemia estiver controlada, o uso de medicamentos pode, inclusive, ser suspenso, mas apenas com orientação médica. E por ser injetável e usada de forma contínua, existem preocupações acerca da insulina causar dependência química. A Sociedade Brasileira de Diabetes (SBD) afirma que não é possível que a substância cause essa consequência. Isso porque a insulina é um hormônio naturalmente secretado pelo pâncreas e o papel das injeções é repor as quantidades não produzidas ou que sofrem resistência. É verdade que interromper as aplicações de insulina causa perda de peso, mas essa reação é totalmente prejudicial à saúde do diabético. A suspensão eleva os níveis sanguíneos de glicose e de corpos cetônicos (derivados da queima de gordura), causando o descontrole da doença. Sem a insulina, o indivíduo emagrece por perder não apenas a massa gorda, mas também massa e força musculares, o que o impossibilita de realizar suas atividades habituais.

A VERDADE SOBRE CIRURGIAS

Alguns procedimentos cirúrgicos podem ajudar a controlar o quadro da doença, mas não a curam completamente. A explicação para essa impressão está nos efeitos que as operações causam. O transplante de pâncreas é um procedimento que pode ser indicado em alguns casos de diabetes tipo 1. Nesses pacientes, a cirurgia é feita como uma tentativa de eliminar a insulina da rotina, e o que acontece em alguns casos é que diabetes tipo 1 passa a ser tipo 2.

Em relação à cirurgia metabólica, é indicada para pessoas obesas com o diabetes tipo 2 e é uma maneira eficaz de amenizar a resistência à insulina, mas não a elimina. O procedimento possibilita que o diabético apresente níveis normais da glicose no dia a dia após a operação, quase como se a doença estivesse curada, mas os efeitos são passageiros e ainda requerem a adoção de um estilo de vida saudável. Esse tipo de cirurgia visa melhorar diversos aspectos da saúde do paciente a partir da perda significativa de peso.

DIABÉTICOS PODEM PRATICAR MUSCULAÇÃO

Quem tem o diagnóstico da doença deve contar com a presença de alguma atividade física na rotina e, além dos exercícios aeróbicos, a musculação também é uma opção. Pesquisas indicam que o treinamento de força garante vantagem no controle do diabetes por induzir o aumento da síntese de proteínas, fazendo com que eleve, também, a quantidade da proteína transportadora de glicose, conhecida como GLUT. Uma maior concentração de GLUT poderia promover um aumento do consumo de glicose, o que reduziria a hiperglicemia característica da doença.

Do mesmo modo, em determinado momento e com supervisão profissional, o diabético poderá usar suplementos à base de proteína. Mas é importante ressaltar que, se usado em doses muito elevadas, pode ser prejudicial e comprometer os rins. Por isso, uma avaliação médica é fundamental.

Já suplementos à base de carboidratos podem aumentar os níveis glicêmicos e devem ser evitados. Outro ponto importante é que, assim como os adultos, crianças que têm diabetes podem e devem fazer exercícios físicos. O ideal é que a prevenção comece o quanto antes, com a adoção de uma dieta saudável e prática de exercícios físicos. Até os 15 anos, as mais indicadas são lutas, danças e natação. Porém, é preciso ter atenção à atividade escolhida, que deve ser realizada com supervisão.

IGUALMENTE PERIGOSOS

Não é possível comparar em termos de gravidade, mas é incorreto afirmar que o diabetes tipo 1 é mais grave que o 2. Os sinais e sintomas são semelhantes, mas os dois tipos devem ser encarados como diferentes. O Ministério da Saúde descreve que essa impressão se dá uma vez que, em geral, os diabéticos do tipo 1 convivem mais tempo com a doença, pois como costuma ser diagnosticada na infância e adolescência, há maiores chances de lesionar um órgão, já que permanecem mais tempo expostos às possíveis consequências que podem acompanhar o diabetes. Mas quem tem o diabetes tipo 2 deve se atentar ao tratamento da mesma maneira, já que pode ter complicações iguais ou mais graves em caso de negligência aos cuidados necessários. Em relação à idade de quem tem o diabetes, os riscos são os mesmos se não controlados. O que pode ocorrer, na verdade, é que idosos acabam tendo um mecanismo de defesa menos eficiente em função do envelhecimento e, com isso, são propensos a sofrer mais com os sintomas.

BEBÊS TAMBÉM PODEM TER DIABETES

O diabetes gestacional ou a presença da doença em algum dos pais são agravantes para o desenvolvimento da mesma no bebê. Porém, existem casos de crianças que a manifestam nos meses seguintes ao nascimento apesar da ausência do quadro na família. De acordo com a Sociedade Brasileira de Diabetes (SBD), é possível que recém-nascidos com essa manifestação, chamada diabetes neonatal, convivam apenas por um determinado período de tempo com a doença. Para isso, é necessário o diagnóstico precoce, já que o diabetes neonatal pode ser dividido em dois grupos: permanente ou transitório. Não é possível identificar a doença durante a fase do pré-natal, uma vez que só se manifesta entre a primeira e a quarta semana de vida do recém-nascido.

Alguns comportamentos do bebê podem indicar a presença do diabetes neonatal, como irritabilidade extrema, urinar com maior frequência e ter sede constante. Quando o quadro evolui sem esses sinais, outros indicativos são a presença de vômitos e dor de barriga.

INSULINA VEGETAL NÃO EXISTE

Algumas pessoas, ao buscarem tratamentos alternativos, deparam-se com a insulina vegetal. Porém, de acordo com a Sociedade Brasileira de Diabetes (SBD), a planta que leva essa fama, cujo nome científico é *Cissus sicyoides L*, é uma trepadeira também conhecida como anil trepador, uva brava ou cipó-pucá. O termo "insulina vegetal" existe devido à crença do seu uso para o tratamento do diabetes, mas não há qualquer relação dos compostos presentes na planta com o hormônio produzido pelo pâncreas. Sendo assim, o chá da insulina vegetal não deve ser utilizado para o tratamento do diabetes.

No caso do diabetes permanente, a criança necessitará de medicação (insulina ou remédios orais) por toda a vida e seguindo o tratamento poderá se desenvolver normalmente e ter qualidade de vida. Já no diabetes transitório, faz-se uso da insulina a partir do momento do diagnóstico e pode-se reduzir a quantidade até que a medicação não seja mais necessária, o que geralmente ocorre entre os três a 10 meses de idade. Porém, é comum que o diabetes transitório retorne, na época da puberdade, em cerca de 50% dos casos.

06.

Mudança de hábitos

Dados da Federação Internacional de Diabetes (IDF) estimam que mais de 45% dos adultos que têm a doença não foram diagnosticados. Ou seja, quase a metade dos portadores entre dezoito e sessenta anos não sabem que são diabéticos. Esse fato se torna ainda mais evidente e preocupante nos países em que o sistema de saúde é deficiente em relação ao diagnóstico precoce de doenças. Isso porque, caso não se atente ao diabetes, o paciente que ainda não "descobriu" estar com o problema pode desenvolver outras complicações de saúde, porém sem saber o motivo - os diabéticos são mais suscetíveis à gripe e à pneumonia, por exemplo. Por isso, bons hábitos, principalmente alimentares, são de extrema importância para controlar as adversidades provenientes da patologia.

Para o portador do diabetes, um estilo de vida regrado e com uma variedade de alimentos saudáveis à mesa, tanto no lazer quanto na rotina como um todo, pode ser crucial para afastar os sintomas desse mal. Vale ressaltar que, no caso do diabetes tipo 1, os bons hábitos também são muito importantes, mas, por se tratar de uma condição genética, sozinhos não serão capazes de cessar os sintomas. Para o tipo 2, ao praticar exercícios e regular a alimentação, é possível controlar os desconfortos do diabetes durante toda a vida.

ALIMENTAÇÃO

Principalmente no tipo 2, o consumo excessivo de alimentos com alto índice glicêmico pode atrapalhar o funcionamento da insulina e das células que recebem esse hormônio. Ao diminuir o consumo de carboidratos simples que causam picos de glicemia, como o açúcar refinado, o arroz branco e algumas massas, e praticar exercícios, os níveis de glicose no sangue são melhor controlados. Com essas medidas, também é possível manter o índice de massa corpórea (IMC) nos níveis adequados — o que ajuda a prevenir muitas outras doenças.

A perda de peso em pessoas com diabetes precisa ser feita aos poucos, a partir da mudança de hábitos e não apenas em função da restrição alimentar. É importante, também, evitar planos alimentares que sejam muito restritivos e apresentem consumo de calorias em níveis abaixo do necessário. A diminuição do consumo de carboidratos, por exemplo, faz com que o corpo busque novas formas de energia. Nesse caso, o organismo encontra essa função na gordura estocada, pois as células adiposas, que armazenam essas moléculas, são utilizadas como nova fonte de energia. Entretanto, é importante se atentar ao quadro de cetoacidose, que ocorre quando o corpo passa a usar as células adiposas em excesso. Esse processo produz os corpos cetônicos que, em grande quantidade, podem gerar um desequilíbrio nos nutrientes da corrente sanguínea, como potássio, sódio e água.

CETOACIDOSE DIABÉTICA
Ocorre em maior número em diabéticos tipo 1, mas também pode acometer os do tipo 2. É uma emergência que combina os picos de hiperglicemia e um aumento considerável na quantidade de cetonas no sangue. Essas substâncias são ácidos que desregulam o nível do pH da corrente sanguínea e são controladas pela insulina. Logo, para os diabéticos, a cetoacidose é mais comum que em demais pessoas, uma vez que, com a glicose em níveis altos, as células não recebem energia o suficiente para reequilibrar a ação das cetonas — por isso os portadores do tipo 1 devem tomar mais cuidado. A aplicação de insulina e controle de glicose na alimentação são fatores determinantes contra esse problema.

REFEIÇÕES EQUILIBRADAS

Reorganizar a alimentação é um dos pilares do tratamento contra o diabetes e leva, também, a melhores chances de vencer outros problemas. Distribuir seis refeições no dia é um bom ponto de partida, uma vez que não impõe horários e cada pessoa pode adequar à rotina individual. Além disso, também é importante equilibrar o que está sendo ingerido em cada hora do dia - por exemplo, alguns alimentos são menos recomendados a serem consumidos à noite, já que é um período em que a pessoa ficará deitada por muito tempo. Também é possível eliminar itens que não fazem bem ou adequar seu consumo enquanto adota novos hábitos, para que a mudança não seja drástica e desanimadora.

O café da manhã, por exemplo, é considerado por muitos uma das refeições mais importantes do dia e merece atenção especial. É a primeira vez que a pessoa estará comendo após horas de jejum ao dormir. Diferente do que algumas pessoas possam acreditar, mesmo em repouso há gasto de energia, ainda que em menor quantidade. Por isso, é importante fazer essa reposição de nutrientes ao acordar, para que seja possível desempenhar todas as atividades diárias normalmente. Além disso, o café da manhã é essencial por regular a produção de hormônios que vão fornecer maior saciedade ao longo do dia. E a composição dessa refeição também deve ser levada

NÃO É MILAGRE
O diabetes não apresenta cura, mas pode ser controlado com os devidos cuidados. Nos quadros de pré-diabetes, em que o paciente ainda não apresenta, de fato, a doença, mas está com alto risco de desenvolvê-la, é possível evitar a evolução do problema. A mudança de hábitos para atitudes mais saudáveis são de suma importância para que o paciente mantenha os sintomas controlados e não os apresente como antes. Entretanto, caso haja um novo desequilíbrio, as chances de manifestação desses problemas continuam altas.

em conta. Seja o leite e derivados com baixo teor de gorduras, pães integrais ou frutas, para aumentar a ingestão de fibras, uma manhã saudável tende a garantir um dia mais equilibrado. É válido frisar que alimentos ricos em açúcar, produtos industrializados e processados não são indicados logo pela manhã, pois podem complicar o funcionamento dos hormônios, dentre eles, a insulina.

Ao longo do dia, é importante rechear os pratos com diversas cores. O pigmento dos legumes, frutas e grãos está relacionado à presença de determinadas substâncias benéficas ao organismo. Cada uma desempenha papéis diferentes no corpo, sendo possível saber o que cada alimento fornece ao organismo pela cor. Por isso, é interessante adicionar mais cores na combinação branco-marrom (arroz, feijão e carnes), apostando em legumes e verduras a fim de evitar deficiências nutricionais. Dentre alguns exemplos, os alimentos vermelhos geram disposição, provenientes da vitamina C e efeitos antioxidantes; os amarelos e laranjas trazem reforço à defesa do corpo, também ricos em vitamina C, além de beneficiar a visão; e os verdes são ricos em fibras e conhecidos por facilitar a eliminação de toxinas do organismo e a digestão.

EXERCÍCIOS

Todas as pessoas são aconselhadas a fazer algum tipo de atividade física, mas, no caso dos diabéticos, isso é ainda mais importante. Exercitar-se diminui a resistência insulínica na musculatura, principalmente dos braços e pernas. Com isso, a glicose no organismo é melhor utilizada pelo corpo. Além do mais, as complicações geradas pelo diabetes, como acidente vascular cerebral (AVC) ou problemas cardíacos, podem ser evitadas com exercícios físicos. Para quem se encaixa no quadro de pré-diabetes, pode até impedir o seu desenvolvimento e reverter a situação.

Um dos principais fatores da prática de exercícios físicos estar ligada ao funcionamento regular do corpo é antigo — origina-se nos primórdios da humanidade. O homem era caçador e nômade na antiguidade, e o corpo humano evoluiu adaptado e preparado para a prática de atividade física com frequência. Músculos, ossos, coração, cérebro e sistemas do organismo funcionam melhor quando o corpo está em movimento. Com o passar do tempo, ao se tornar sedentário, o ser humano passou a estocar gordura para usar como energia e é justamente esse excesso de gordura que está intimamente ligado ao diabetes. Por isso, é recomendado que adultos diabéticos realizem, pelo menos, 150 minutos de atividades físicas por semana e que o intervalo entre elas não passe de dois dias. Ajustados à rotina, são aproximadamente 30 minutos de exercícios diariamente.

Além disso, os bons hábitos como um todo devem começar ainda na infância — o que não é diferente com os exercícios. O mais indicado é que a atividade física seja parte recorrente da rotina ao longo do crescimento, pois o corpo se acostuma e passa a sentir falta dessa movimentação quando fica parado. Corrida, caminhada, ciclismo, dança ou lutas são boas opções para começar quando mais novo, uma vez que estimulam a liberação de endorfina e adrenalina, hormônios que aumentam a sensação de bem-estar, além de ajudarem a queimar calorias.

COMO MUDAR

A mudança vai além da alimentação e da atividade física: alguns hábitos ajudam na praticidade e tornam o processo ainda mais fácil. Um dos grandes problemas quando se fala de mudança de rotina é o tempo: a falta dele, junto à correria diária, pode se tornar um impasse. Entretanto, algumas opções auxiliam bastante no dia a dia para quem deseja desenvolver um estilo de vida mais saudável.

Buscar ajuda profissional

É de suma importância que o diabético seja acompanhado por um especialista na hora de planejar sua nova rotina. Seja na escolha de uma nova dieta — como distribuir as refeições no plano alimentar, por exemplo — ou qual modalidade de atividade física é a mais adequada, o profissional deve auxiliar o paciente individualmente. Atender-se periodicamente com um nutricionista encaixará a alimentação com as necessidades e gostos do indivíduo; frequentar uma academia com educadores físicos disponíveis para auxiliar nos equipamentos e acompanhar o progresso feito — ou, até mesmo, a indicação de algum exercício, como uma simples caminhada — é fundamental e complementará a rotina alimentar no tratamento contra a doença.

Escolher o que funciona melhor

Alguns pacientes podem não gostar do exercício indicado pelos educadores ou, até mesmo, decidirem se aventurar em dietas ditas "milagrosas" veiculadas na internet, mas que, no final das contas, acabam não sendo benéficas. Por isso, é importante que, junto ao especialista da área, o diabético escolha o que mais se adequa a seus gostos. Cortar alimentos que sempre fizeram parte da rotina de forma drástica talvez não seja a melhor saída, ou praticar futebol pode não ser tão bom quando, na verdade, a pessoa se sente melhor jogando basquete.

Fazer marmitas

Planejar as refeições antecipadamente é uma boa saída para quem tem pouco tempo ou dificuldade em seguir um cardápio. Além disso, as marmitas se tornam cada vez mais recorrentes no dia a dia de quem não gosta de cozinhar sempre. Isso faz com que as refeições sejam mais saudáveis e adequadas, além de poupar bastante tempo na hora do preparo. Reservar alguns potes para levar o almoço e/ou lanches ao trabalho, por exemplo, é um grande passo para comer bem com praticidade.

Substituir alimentos

Dependendo do recomendado pelo profissional da área, é interessante buscar alternativa para trocar alimentos não saudáveis que, antes, eram uma parte ativa na rotina. Buscar opções saborosas e saudáveis para substituir o bolo depois do almoço ou a torta após o jantar, além de ser uma prática benéfica, pode ser a saída para não deixar de vez de consumir alguns pratos que a pessoa gosta.

Ter uma agenda

Eletrônicas, no computador e celular, ou tradicionais, no papel, as agendas são boas formas de controlar o dia a dia. Adotando esse método, as pessoas podem planejar as refeições com mais facilidade, especificar horários para fazer suas marmitas ou, no caso dos diabéticos tipo 1, quando tomar suas doses de insulina. Além disso, é possível controlar a rotina de exercícios, deixando horários reservados para ir à academia, caminhar ou praticar algum esporte. Organização é essencial para quem deve mudar os hábitos.

Buscar companhia

É indispensável que o diabético esteja acompanhado em sua nova rotina. A família deve dar suporte em casa, ajudando a mudar as refeições e o acompanhando, na medida do possível, em uma dieta adaptada. Pode ser difícil se ater a um plano alimentar regrado quando, na cadeira do lado, vê-se muitos doces. Mais que isso, o apoio de colegas também é importante: seja para caminhar junto, ser companhia de academia ou um braço amigo para os momentos mais difíceis.

07.

O papel dos alimentos

Um dos primeiros cuidados a se ter quando o diagnóstico de diabetes é confirmado é consultar um nutricionista. Isso porque a dieta é parte indispensável do tratamento e item primário quando o assunto é a mudança de hábitos. De maneira geral, quase todo alimento consumido se transforma — em diferentes velocidades e proporções — em glicose no organismo. Assim, saber qual o produto certo a ser consumido é essencial. E como cada pessoa necessita de quantidades diferentes de nutrientes, a avaliação com um especialista se torna importante para estabelecer uma rotina alimentar adequada.

A LONGO PRAZO

É importante saber que as mudanças na alimentação não devem ser apenas periódicas, ou seja, o diabético não deve voltar a consumir guloseimas assim que conseguir controlar a glicemia. No diabetes, necessita-se muito mais do que uma dieta com data de validade: é preciso uma reeducação alimentar. Esse é um conceito amplo, que envolve a formulação de várias alterações alimentares ao decorrer do tempo em conformidade com a evolução da pessoa durante o tratamento. É nesse sentido que as visitas ao nutricionista se fazem importantes para formular cardápios condizentes ao quadro de saúde do diabético. Normalmente, indicam-se quantidades de carboidratos e calorias que poderão ser consumidas e as melhores combinações entre alimentos.

CARBOIDRATOS: TIPOS E DIFERENÇAS

Os carboidratos são macronutrientes (termo designado aos elementos que fornecem energia e, por isso, são essenciais para o organismo) que, ao serem digeridos, transformam-se em glicose e convertem-se em combustível — do qual o organismo depende para executar suas mais variadas atividades. Nos alimentos, essas substâncias podem ser encontradas em duas versões:

- Carboidratos simples: são formados por estruturas bem pequenas e, assim, acabam sendo digeridos e absorvidos pelo organismo rapidamente. Esse processo aumenta bruscamente o nível de glicose no sangue. Por isso, diabéticos devem evitar seu consumo. São encontrados, principalmente, em alimentos refinados, como açúcar, farinha de trigo, massas, doces e mel;
- Carboidratos complexos: constituídos por estruturas maiores, são digeridos de maneira mais lenta, o que torna a absorção de glicose gradual. Isso é benéfico para diabéticos por dois motivos: primeiro, porque não modifica significativamente os níveis glicêmicos, evitando picos de glicemia; depois, porque consegue proporcionar saciedade e energia por mais tempo. São consumidos por meio de alimentos integrais, grãos, frutas e hortaliças.

Um fator que ajuda a determinar se um produto pode ou não ser adicionado ao cardápio é o índice glicêmico (IG). Esse método serve para medir a velocidade com que uma substância é capaz de aumentar a glicemia no organismo. Alimentos de baixo índice glicêmico não promovem a necessidade de um pico de insulina brusco, o que é benéfico aos diabéticos. Enquanto isso, consumir algo com alto IG aumenta a necessidade do hormônio em um espaço de tempo mais curto — nada muito interessante. Além desse índice, costuma-se utilizar o conceito de carga glicêmica (CG), pelo qual se verifica a qualidade e quantidade dos carboidratos presentes nos alimentos, para a seleção dos ingredientes.

O QUE PRECISA SER FEITO?

De maneira geral, dietas ricas em nutrientes e escassas em gorduras ruins e calorias costumam ser as opções mais recomendadas. Quanto ao controle glicêmico, mais especificamente, é importante que as refeições sejam realizadas entre determinados intervalos de tempo ao longo do dia para que a insulina produzida ou aplicada seja aproveitada com mais eficácia.

A ingestão de alimentos de origem natural, que não são processados, e a preferência por carboidratos complexos, por si só, já constituem uma ótima ferramenta para reparar os sintomas do diabetes. E isso só é possível graças aos nutrientes presentes na composição desses ingredientes, a exemplo das fibras, das gorduras boas e das proteínas magras. Vale destacar, ainda, a importância dos componentes de ação antioxidante, como minerais e vitaminas, que proporcionam o fortalecimento do sistema imunológico, pois auxiliam na neutralização de toxinas e na consequente desintoxicação do organismo.

Fibras

Encontradas na maioria dos ingredientes de baixo índice glicêmico, as fibras exercem participação direta na digestão de açúcares e gorduras, reduzindo significativamente sua absorção pelo organismo. Essas substâncias também prolongam a saciedade por serem resistentes à digestão no intestino, permanecendo no estômago por um período maior que o habitual, o que retarda a sensação de fome.

Mas os benefícios não se limitam ao controle do diabetes. Essas substâncias também são capazes de manter o colesterol do organismo em níveis adequados e regular o sistema intestinal, pois removem substâncias tóxicas restantes de outros alimentos e facilitam o fluxo durante a digestão.

Gorduras boas

Quando se trata de colesterol (gorduras), existem dois tipos: o HDL, chamado de bom, e o LDL, apelidado de ruim, e a diferença entre ambos está exatamente na forma como atuam quando estão na corrente sanguínea. O HDL é conhecido como "bom" por possuir a capacidade de transportar o excesso de colesterol presente no corpo para o fígado, onde é metabolizado. Essa gordura também é responsável por exercer funções anti-inflamatórias, contribuindo para o funcionamento adequado do metabolismo. O LDL, por sua vez, possui relação com doenças cardíacas, pois, em excesso, forma placas de gordura nas paredes dos vasos — por isso, a alcunha de "ruim". Quando há uma grande quantidade de açúcar no sistema circulatório (causado pelo diabetes), essas paredes se fragilizam e o risco de problemas cardiovasculares aumenta. Por isso, é importante que diabéticos mantenham os índices de colesterol ainda mais controlados.

Proteínas magras

O controle do peso é um ponto fundamental para a manutenção do quadro de diabetes. Entretanto, não é saudável excluir proteínas da dieta; por isso, apostar em opções menos gordurosas pode ser a melhor saída, uma vez que favorecem a manutenção da massa magra e o controle do peso.

É MELHOR EVITAR

Consumir alimentos saudáveis regularmente é algo extremamente positivo, mas não se pode esquecer de diminuir ou eliminar por completo a ingestão daqueles que são prejudiciais ao corpo, como:

- Açúcar refinado: aumenta a glicemia rapidamente, de forma que a insulina não consegue transferir a glicose para dentro das células, causando, assim, quadros de hiperglicemia;
- Farinhas brancas: são pobres em nutrientes, estão associadas à obesidade e provocam picos glicêmicos;
- Carnes com gordura aparente: o diabetes predispõe o aumento do colesterol no sangue. Por isso, recomenda-se a ingestão de cortes magros;
- Margarinas: no processo de digestão, produz gorduras prejudiciais à saúde do coração;
- Alimentos industrializados: são ricos em sódio e podem propiciar o aparecimento da hipertensão;

- Sal: é indicado não usar em excesso para manter a pressão arterial estável. A Organização Mundial da Saúde (OMS) recomenda a ingestão de apenas 5g por dia - o equivalente a 2g de sódio, principal componente do sal de cozinha;
- Frituras: a quantidade de gordura ingerida é muito grande e pode induzir a doenças cardiovasculares;
- Misturar carboidratos equivalentes em uma mesma refeição: é interessante consumir alimentos como arroz, massas e batatas separadamente, e não em conjunto; e, é claro, atentar-se às quantidades.

E O HAPPY HOUR?
Quando consumido de maneira excessiva, o álcool, substância composta por carboidratos simples e de alto teor calórico, pode comprometer o controle correto do açúcar na corrente sanguínea e provocar quadros de hipoglicemia. Portanto, é indicado que sua ingestão seja evitada ou feita de maneira moderada. A Organização Mundial da Saúde (OMS) defende que o consumo diário não ultrapasse uma dose para mulheres e duas para homens — cada dose equivale a uma lata de cerveja, uma taça de vinho ou 50ml de bebida destilada.

PROTAGONISTAS

Um cardápio saudável é caracterizado pelo consumo reduzido — ou inexistente — de substâncias que podem causar danos ao organismo. E a melhor maneira de praticar essa redução é por meio de trocas alimentares, em que alguns produtos são substituídos em benefício de outros mais nutritivos — e, no caso do diabetes, mais úteis para o controle glicêmico.

Alimentos integrais

Tratam-se de produtos que, ao contrário dos tradicionais, não passam por processos de refinamento. Assim, todos os seus nutrientes originais, como sais minerais e vitaminas, são conservados desde o início de sua produção até o consumo. A ingestão desses alimentos pode oferecer uma série de benefícios ao organismo, como redução dos níveis de colesterol LDL, prolongamento da sensação de saciedade e auxílio na prevenção de complicações cardiovasculares. As taxas de glicemia também são melhor controladas a partir do consumo das versões integrais. Isso acontece porque as fibras garantem uma absorção mais lenta dos carboidratos, evitando, assim, picos glicêmicos.

Apesar de não serem refinados, é importante lembrar que esses alimentos apresentam índices calóricos consideráveis e, em alguns casos, equivalentes aos tradicionais. Dessa forma, é imprescindível consumi-los de maneira moderada. Ainda assim, torna-se interessante a substituição de produtos como arroz, massas, pães e biscoitos em suas versões convencionais pelo tipo integral, igualmente encontrado com facilidade nas prateleiras de padarias e supermercados.

Açúcares

Hora de descartar o refinado e, inclusive, as versões menos processadas. No caso dos diabéticos, até as opções um pouco mais nutritivas, mas igualmente calóricas, como mascavo e demerara, podem fazer mal. No entanto, há a possibilidade de aderir aos adoçantes - é interessante dar chance aos naturais e dispensar os sintéticos, pois estes últimos carregam substâncias químicas em sua composição. Mas, lembre-se: moderação.

Frutas

São ótimas opções para lanches ao longo do dia ou, ainda, para sobremesas. É possível trocar doces cheios de açúcar por maçãs, laranjas, goiabas ou kiwis. Essas frutas são ricas em fibras, substâncias que oferecem, além dos benefícios listados anteriormente, auxílio ao intestino durante seu funcionamento, tarefa importante para que toxinas não prejudiquem o fígado. Para aproveitar esses alimentos ao máximo, opte por consumi-los com a casca, onde se concentra boa parte dos nutrientes. Vale lembrar, no entanto, que as frutas também possuem açúcares — a frutose. Portanto, deve-se sempre verificar o índice de carboidratos daquelas que forem escolhidas e evitar seu consumo em excesso.

FRUTAS INDICADAS

- Limão: seu grande trunfo é o limoneno, um agente presente na casca que penetra com facilidade nos tecidos e nas células do organismo, atuando como um solvente de gorduras. A fruta ainda possui alta concentração de ácido nicotínico, componente conhecido por prevenir problemas cardiovasculares;
- Frutas vermelhas: alimentos de coloração rubra, como morango, amora, framboesa e jabuticaba, concentram substâncias chamadas de flavonoides, consideradas benéficas devido às propriedades anti-inflamatória e antioxidante, importantes para a fluidez da circulação sanguínea e para o combate às infecções e ao envelhecimento celular precoce;
- Goji berry: estudos realizados em animais demonstraram que, quando consumida, a fruta é capaz de desencadear efeitos hipoglicemiantes significativos no organismo. Isso é interessante porque ajuda a manter as taxas glicêmicas moderadas - uma das maiores dificuldades encontradas no diabetes. Outra vantagem do goji berry é o controle dos níveis de colesterol, proporcionado por duas substâncias especiais: o beta-sitosterol e o ômega-6.

Sucos e outras bebidas

A ingestão de sucos de caixinha e refrigerantes não é recomendada para diabéticos devido à alta concentração de carboidratos simples — aqueles facilmente digeridos e responsáveis por picos de glicemia. Uma ótima escolha é substituí-los por sucos naturais. Opções orgânicas, produzidas com frutas livres de aditivos químicos, são boas opções. Sucos de limão, abacaxi e mamão entram nessa lista. Aproveite a casca e o bagaço para que as fibras sejam conservadas e não se esqueça de diluir o suco em água.

Queijos

Apesar de serem alimentos repletos de cálcio, os queijos carregam consigo gorduras saturadas, substâncias que, em abundância, podem comprometer a saúde. É importante reduzir o consumo dessas gorduras porque os diabéticos apresentam chances maiores de desenvolver doenças cardiovasculares. Evite o consumo dos amarelados e dê preferência às variedades mais claras.

Cereais e sementes

São ótimos complementos para refeições saudáveis porque estão muito associados ao emagrecimento. Ricos em fibras e minerais e com alto poder de redução do colesterol ruim, seu consumo ajuda na manutenção da saúde cardiovascular e no controle de peso. Aveia, centeio, linhaça, quinoa e chia são ótimas sugestões.

Batatas

Há vários tipos desse alimento tradicional disponíveis em supermercados. A maioria deles, entretanto, apresenta quantidade de carboidratos e valor glicêmico muito elevados, o que os distancia do cardápio dos diabéticos. Por sorte, algumas versões se safam desse enquadramento. É o caso da batata yacon, por exemplo. De sabor adocicado e consistência macia, esse ingrediente possui carboidratos menos calóricos e com ação benéfica: essas substâncias desaceleram o processo de digestão e, com isso, permitem que picos de glicemia sejam evitados ou reduzidos e prolongam a saciedade.

PARA AJUDAR A COMEÇAR

Sendo a alimentação um dos principais pilares do tratamento do diabetes, nada melhor que receber algumas indicações de como cultivar bons hábitos à mesa. O cardápio a seguir é baseado na redução de carboidratos simples e na oferta de alimentos com composição nutricional vantajosa. Com refeições balanceadas, a ideia é facilitar o controle glicêmico e, assim, proporcionar mais bem-estar ao diabético. Recheado de ingredientes comprovadamente benéficos à saúde, a exemplo do grão-de-bico, do limão e da berinjela, esse plano alimentar é preparado para ser seguido durante sete dias, mas não se esqueça: para uma dieta individualizada, que atenda preferencialmente às necessidades pessoais, consulte um especialista em nutrição.

APRENDA AS RECEITAS!
Com o intuito de facilitar a aderência aos cardápios indicados, você encontra as receitas das preparações em destaque nas próximas páginas!

SEGUNDA-FEIRA

Café da manhã

- 1 banana amassada com 1 colher (sopa) de pasta de amendoim sem açúcar e canela a gosto
- 1 **pão de beijo**
- 1 xícara pequena (50ml) de café com leite desnatado

Lanche da manhã

- 1 fatia média de melão com 1 colher (chá) de sementes de linhaça

Almoço

- Salada de rúcula à vontade
- 2 colheres (sopa) de arroz com castanhas
- 1 concha de feijão-branco
- 4 colheres (sopa) de carne magra assada em cubos

Lanche da tarde

- 1 maçã

Jantar

- 1 prato (fundo) de caldo verde detox

Ceia

- 1 xícara (200ml) de chá de erva-cidreira

TERÇA-FEIRA

Café da manhã

• 3/4 de xícara (150ml) de cappuccino diet com canela
• 1 fatia de **pão de frigideira**

Lanche da manhã

• 1 pera

Almoço

• 1 prato (sobremesa) de salada de alface, rúcula e tomate
• 1/2 **berinjela recheada**

Lanche da tarde

• 1 xícara (200ml) de suco natural de limão sem açúcar diluído em água
• 2 fatias finas de bolo de banana diet

Jantar

• 1 xícara (200ml) de suco natural de maçã sem açúcar diluído em água
• 1 colher (servir) de legumes salteados no azeite
• 1 filé de atum grelhado

Ceia

• 2 castanhas-do-pará

QUARTA-FEIRA

Café da manhã

• 1 copo (250ml) de suco feito com 5 acerolas, 1/2 folha de couve, 1/2 xícara (100ml) de água de coco e gengibre ralado
• 1 **pão de frigideira** com creme de ricota

Lanche da manhã

• 2 **bombons de damasco**

Almoço

• 1 prato (sobremesa) de salada de rúcula, alface e tomate
• 3 colheres (sopa) de arroz integral
• 1 concha de feijão
• 1 bife magro grelhado acebolado

Lanche da tarde

• 1 fatia de **quiche de palmito**
• 1 xícara pequena (50ml) de café sem açúcar

Jantar

• 2 conchas de **caldo de inhame com cenoura**

Ceia

• 4 colheres (sopa) de **sorvete de chocolate com café, nozes e canela**

QUINTA-FEIRA

Café da manhã

- 1 xícara pequena (50ml) de café sem açúcar
- 2 fatias finas de **pão de grãos** com 1 colher (sopa) de requeijão light e 1 fatia de peito de peru

Lanche da manhã

- 2 fatias finas de queijo de minas

Almoço

- 4 colheres (sopa) de seleta de legumes no vapor
- 3 colheres (sopa) de purê de abóbora
- 1 colher (servir) de carne magra moída

Lanche da tarde

- 1 xícara (200ml) de suco natural de maracujá sem açúcar diluído em água
- 1 **sanduíche de avocado**

Jantar

- 1/2 **batata-doce recheada**

Ceia

- 1 pêssego

SEXTA-FEIRA

Café da manhã

- 1/2 xícara (100ml) de leite desnatado com 3 colheres (sopa) de aveia em flocos finos
- 1 fatia de mamão com lâminas de amêndoas

Lanche da manhã

- 1 pote (170g) de iogurte desnatado batido com 1 colher (chá) de sementes de girassol

Almoço

- 1 prato (raso) de **talharim de abobrinha ao molho de tomate com cogumelos**

Lanche da tarde

- 1 unidade média de **focaccia**
- 1 xícara (200ml) de suco de uva integral sem açúcar diluído em água

Jantar

- 1 prato (sobremesa) de salada de rúcula com tomate-seco
- 4 colheres (sopa) de **salada de grão-de-bico**
- 5 tirinhas de frango grelhado

Ceia

- 1 taça de gelatina diet com fruta

SÁBADO

Café da manhã

- 1 copo (250ml) de **smoothie de frutas vermelhas**

Lanche da manhã

- 1 banana

Almoço

- 1 prato (raso) de salada de alface, vagem e tomate
- 3 colheres (sopa) de arroz com brócolis
- 1 concha de feijão
- 1 filé de frango grelhado

Lanche da tarde

- 3/4 xícara (150ml) de suco natural de limão com água de coco
- 3 **cookies de nozes**

Jantar

- 1 unidade de pão sírio integral com 4 colheres (sopa) de **guacamole**

Ceia

- 1 xícara (200ml) de chá de camomila

DOMINGO

Café da manhã

- 1 xícara (200ml) de cappuccino diet
- 2 ovos mexidos com 1 fatia de queijo de minas

Lanche da manhã

- 4 morangos

Almoço

- 3 aspargos grelhados
- 3 colheres (sopa) de purê de abóbora
- 1 filé de **salmão selado com azeite aromatizado**

Lanche da tarde

- 2 **rolinhos de canela**
- 3/4 de xícara (150ml) de suchá de maçã com hortelã

Jantar

- 1 panqueca de beterraba recheada com folhas de rúcula, peito de frango desfiado, tomate e cenoura ralada

Ceia

- 4 colheres (sopa) de **mousse de morango**

08.

Alimentação infantil

O diabetes é uma doença que assola milhões de pessoas ao redor do mundo e, infelizmente, os pequenos não ficam de fora dessa estatística. Apenas no Brasil, cerca de 96 mil crianças e adolescentes convivem com esse problema. Quando diagnosticado nessa faixa etária, a maior parte dos casos se refere ao tipo 1 da doença. Entretanto, alimentação desregrada e sedentarismo na infância são fatores que podem levar ao desenvolvimento do diabetes tipo 2 em adolescentes. Ou seja, os maus hábitos, somado à herança genética e obesidade estão propiciando, cada vez mais, o aparecimento da doença mais cedo na vida de muitos indivíduos. Para evitar o agravamento da doença, uma rotina alimentar saudável é essencial, principalmente na primeira e segunda infância. Seguir uma dieta com alimentos de baixo teor glicêmico - aliada aos exercícios físicos - é um dos melhores tratamentos contra o problema, porém não pode se limitar às refeições feitas em casa, é preciso estender aos lanchinhos e comemorações.

INCENTIVO DESDE CEDO

Uma alimentação correta deve ser parte da rotina da criança desde sempre, pois, para um crescimento adequado e saudável, ela necessita de vários nutrientes. Além disso, uma vez acostumada com refeições balanceadas, fica mais fácil continuar nesse caminho por toda a vida. As cinco classes alimentares essenciais para os pequenos (e adultos) são:

- Proteínas: ajudam na construção e renovação dos tecidos e órgãos, como a pele;
- Carboidratos: crianças são, geralmente, muito agitadas por natureza. A energia de sobra para correr, pular e brincar provêm, principalmente, desse grupo alimentar indispensável nessa faixa etária;
- Gorduras: apesar de o nome ser associado a algo prejudicial, existem as versões boas das gorduras, que ajudam na saúde cognitiva da criança, ou seja, na sua aprendizagem, linguagem, memória, entre outros;
- Vitaminas e minerais: sem esses micronutrientes, as classes citadas acima não exercem suas funções corretamente. Além disso, ajudam no sistema digestivo e são antioxidantes, protegendo as células do corpo.

O prato da criança deve conter uma variedade de nutrientes, desde o clássico arroz (de preferência o integral com legumes, como cenoura ou brócolis) e feijão (favoritando o preto ao carioca) até uma carne magra e variedades de folhas e outras verduras. Porém, é comum que muitos pequenos não queiram comer vegetais e outros ingredientes com "aparência desagradável". Nesse momento, uma aliada inesperada pode surgir: a imaginação. As crianças são impulsionadas e atraídas pelo lúdico e misturar cores e cortar os legumes em formatos divertidos, por exemplo, pode introduzi-las no caminho da alimentação saudável. Além disso, formar carinhas de bichinhos feitas com os ingredientes, escolher talheres, copos e guardanapos atrativos, seguros e funcionais à alimentação também auxiliam em uma melhor adaptação a uma rotina balanceada.

EXPLICANDO O DIABETES PARA CRIANÇAS

Uma coisa é certa: os pais não estão presentes 24 horas por dia na vida de seus filhos. Além do horário escolar, muitas crianças possuem atividades extracurriculares e, embora mais esporadicamente, comemorações com seus amigos. Assim, os pequenos estão, quase sempre, expostos a diversos tipos de alimentos, desde os mais saudáveis até frituras e doces. Por isso, os pais de crianças diabéticas devem estar sempre em alerta com os alimentos ingeridos por elas, assim como realizar o tratamento da forma correta para não criar grandes privações sociais.

Uma das primeiras coisas a se fazer quando o diagnóstico der positivo é encontrar força na família. Não é incomum tios, avós e parentes próximos quererem agradar o pequeno com doces e guloseimas; portanto, é imprescindível que eles entendam a situação para que isso não ocorra, evitando, assim, picos de glicemia ou, até mesmo, uma certa "fissura" da criança pelos quitutes. A escola também deve estar avisada da condição. Como elas passam muito tempo no ambiente e podem até mesmo fazer refeições no local, é essencial que os profissionais estejam atentos juntamente com os pais. Além disso, com a escola tendo conhecimento, em casos de hipoglicemia ou hiperglicemia, os professores estarão aptos para cuidar corretamente do aluno. Dependendo da idade do estudante - menores de doze anos não podem fazer a autoaplicação -, os profissionais também vão estar capacitados para aplicar a insulina quando necessário.

Em conformidade com a idade e a maturidade da criança, a melhor resolução para evitar o consumo de alimentos proibidos e tratar picos de glicemia é explicar o motivo dessa restrição. Para eles, o diabetes precisa ser destrinchado em detalhes, mas da maneira mais fácil e natural possível. Quando a criança entende os motivos para comer bem e a importância de fazer o tratamento, as chances de não sofrer com as consequências do diabetes aumentam, além de ficar mais fácil e com maiores chances de sucesso. Médicos recomendam que a criança ande com uma cartilha explicando a doença e informando como o adulto disponível (seja um parente ou um estranho) deve proceder em episódios de crise hiperglicêmica ou hipoglicêmica.

NA HORA DE COMER

Embora sejam importantes em todas as fases da vida, na infância, o ser humano necessita de muitos nutrientes para crescer e se desenvolver com saúde. Criar uma rotina alimentar saudável já nos primeiros anos de vida contribui para diminuir os riscos do diabetes, pressão alta e outros problemas.

Porém, quando a criança já desenvolveu o diabetes, ter atenção com a alimentação se torna ainda mais necessário. Guloseimas e alimentos ultraprocessados, como as bebidas lácteas sabor chocolate, tão comuns nessa idade, podem se tornar vilões para a saúde do infante devido às grandes quantidades de açúcar em suas composições. Além de delimitar a entrada desses produtos na residência, os pais possuem duas funções ainda mais complicadas: fazer com que os filhos entendam o porquê restringir esses alimentos e incentivá-los a negá-los quando oferecidos por terceiros.

Essas tarefas são difíceis, pois os doces acabam fazendo parte da vida da maioria dos pequenos. Embora a criança diabética negue-o uma vez, ver colegas de classe e amigos comendo balas e bombons poderá despertar sua vontade, e o consumo de frutas – moderadamente, por consequência da quantidade de frutose presente no alimento –, pode não satisfazer o desejo de uma guloseima mais incrementadas.

POSSÍVEIS REAÇÕES

Pode não ser fácil para os jovens entenderem que possuem uma doença que, mesmo com o tratamento, irá acompanhá-los pelo resto da vida. Algumas possíveis respostas são: recusa em aplicar insulina ou tomar os remédios; não interagir com os colegas de classe do jeito que costuma fazer, com medo de rejeição ou vergonha; isolamento ou necessidade de companhia dos pais em todos os momentos. Independentemente de qual seja a atitude da criança à notícia do diagnóstico, é imprescindível que os pais e familiares estejam sempre presentes para apoiar.

Vale ressaltar que ter diabetes não é sinônimo de cortar, definitivamente, o doce. É preciso evitá-los na alimentação e fazer modificações em suas receitas para adaptá-las ao dia a dia.

Outro desafio na vida dos pais de crianças diabéticas é como proceder em festinhas de amigos e nos próprios aniversários dos jovens. É tradição que nessas comemorações tenham muitos doces, como o tradicional brigadeiro. Esse tipo de guloseima pode ser um perigo, já que, geralmente, eles não consomem apenas uma unidade. Entretanto, deve-se tomar cuidado para que isso não seja um empecilho para o divertimento e a socialização dos pequenos. Uma opção para impedir esse cenário é conversar com o anfitrião do evento e explicar que seu filho é diabético deixando-o ciente que, para ele, os docinhos devem ser controlados. Além disso, existe a possibilidade de montar uma marmita com guloseimas apropriadas de baixo teor de açúcar, mas, mesmo assim, deliciosas; e esses mesmos quitutes podem ser feitos nas comemorações da própria criança. Brownies, bolos, cookies, pudins, mousses, trufas, bombons e muffins saborosos podem ser elaborados a partir de trocas simples de ingredientes e, assim, são liberados para os pequenos com diabetes. Vale lembrar que, quando o tratamento está sendo feito da maneira correta, os doces consumidos em momentos de exceção não se tornam tão prejudiciais, mas é necessário ter atenção mesmo assim.

HORA DO LANCHINHO

Restringir a lancheira dos pequenos a apenas frutas e pãezinhos não é, necessariamente, sinônimo de alimentação saudável. As crianças estão rodeadas, a todo momento, de guloseimas e outros alimentos cheios de açúcar, o que pode causar desejo e uma grande vontade. Para que os pequenos não fujam da alimentação saudável, os pais podem - e devem - apostar em receitas saudáveis e apetitosas. A recomendação de nutricionistas é que as lancheiras contem com tortinhas e bolos com ingredientes de baixa quantidade de açúcar, como o cacau, e saladas com uma variedade de frutas. No supermercado, é importante que guloseimas, como balas e sorvetes industrializados, sejam evitados para não causar vontade nos pequenos.

CARDÁPIO PARA OS PEQUENOS

Uma alimentação balanceada e exercícios físicos são os principais tratamentos contra o diabetes. Como as crianças são ativas por natureza, cabe aos pais construir um plano alimentar que supra as necessidades nutricionais dos pequenos e forneça a energia necessária. Além de reduzir o número de carboidratos simples e os alimentos ricos em açúcares, o cardápio proposto aposta em ingredientes e receitas variadas, principalmente as que serão colocadas nas lancheiras, com opções saborosas e nutritivas. Nesse exemplo, os doces não são retirados totalmente da dieta, mas reformulados para apresentar uma menor quantidade de açúcar. Esse plano alimentar supre os sete dias da semana, mas, para uma melhor adesão ao tratamento, procure um nutricionista.

APRENDA AS RECEITAS!
Com o intuito de facilitar a aderência aos cardápios indicados, você encontra as receitas das preparações em destaque nas próximas páginas!

SEGUNDA-FEIRA

Café da manhã

- 1 copo (250ml) de vitamina de mamão com aveia
- 2 **pães de beijo** pequenos

Lanche da manhã

- 1 fatia de bolo de iogurte com laranja

Almoço

- 1 prato (sobremesa) de salada de alface
- 4 colheres (sopa) de arroz com cenoura
- 1 concha de feijão
- 3 colheres (sopa) de lagarto desfiado com molho de tomate

Lanche da tarde

- 1 xícara (200ml) de suco natural de maçã
- 1 pedaço pequeno de **quiche de palmito**

Jantar

- 1 prato (sobremesa) de salada de alface-americana
- 1 panqueca integral de cenoura recheada com carne moída e molho de tomate

Ceia

- 1 xícara (200ml) de leite com 1 colher (sopa) de farinha de linhaça e adoçante natural a gosto

TERÇA-FEIRA

Café da manhã

- 1/2 xícara (100ml) de leite
- 1/2 goiaba
- 5 biscoitos de polvilho

Lanche da manhã

- 80g de salada de frutas com 1 colher (sopa) de aveia em flocos

Almoço

- 1 colher (servir) de seleta de legumes no vapor
- 2 colheres (sopa) de purê de abóbora
- 4 colheres (sopa) de carne moída

Lanche da tarde

- 1 taça (100g) de frozen de abacaxi com manga
- 2 castanhas de caju

Jantar

- 1 fatia de pão sírio com alface-roxa, tomate-cereja e 1 talo de agrião
- 2 **hambúrgueres artesanais**

Ceia

- 1 pote (170g) de iogurte natural desnatado com 4 morangos picados

QUARTA-FEIRA

Café da manhã

- 1 xícara (200ml) de suco natural de acerola sem açúcar diluído em água
- 2 fatias finas de **bolo de cenoura diet**

Lanche da manhã

- 1 taça (100g) de parfait de iogurte com coco

Almoço

- 1 prato (sobremesa) de salada de alface, tomate e cenoura
- 1 prato (raso) de macarrão integral com legumes
- 4 colheres (sopa) de frango assado sem pele

Lanche da tarde

- 1 pêssego

Jantar

- 2 colheres (servir) de **ratatouille**

Ceia

- 1/2 cacho de uva

QUINTA-FEIRA

Café da manhã

• 1 banana amassada com 2 colheres (sopa) de farinha de aveia

• 3/4 de xícara (150ml) de leite desnatado com 2 colheres (sopa) de biomassa da banana verde e 1 colher (sopa) de cacau em pó

Lanche da manhã

• 1 fatia fina de **bolo de cenoura diet**

Almoço

• Vinagrete de repolho com tomate e cebola picados à vontade

• 2 colheres (sopa) de arroz com castanhas

• 3 colheres (sopa) de frango xadrez

Lanche da tarde

• 1 xícara (200ml) de suco natural de morango com 1 colher (sopa) de farinha de maracujá

• 3 **pães de beijo**

Jantar

• 1 panqueca de couve recheada com peito de frango desfiado, tomate e cenoura ralada

Ceia

• 60g de **pudim de aveia**

SEXTA-FEIRA

Café da manhã

• 1 copo (250ml) de vitamina de abacate com leite desnatado sem açúcar

• 1 fatia de **pão de grãos** com 1 fatia de queijo de minas

Lanche da manhã

• 1 pote médio de salada de frutas

Almoço

• 3 colheres (sopa) de **salada de grão-de-bico** com 1 ovo cozido

• 1 filé de peixe grelhado

Lanche da tarde

• 1 maçã

Jantar

• 2 folhas de alface

• 3 colheres (sopa) de arroz integral com lentilhas

• 2 **espetinhos de peixe com legumes**

Ceia

• 2 **trufas energéticas**

SÁBADO

Café da manhã

• 3/4 de xícara (150ml) de leite de soja

• 3 **cookies de nozes**

Lanche da manhã

• 1 espetinho de frutas com pêra, uva vermelha, abacaxi em cubos e morango

Almoço

• 1 prato (sobremesa) de alface e rúcula

• 3 colheres (sopa) de arroz com ervilhas e cenoura

• 2 colheres (sopa) de lentilha

• 1 bife de carne magra tipo patinho grelhado

Lanche da tarde

• 2 **muffins de abóbora**

• 1 pêra

Jantar

• Omelete com 2 ovos, tomate, salsinha e queijo de minas

Ceia

• 2 torradas integrais diet

DOMINGO

Café da manhã

• 3/4 de xícara (150ml) de leite desnatado

• 1 panqueca de banana com maçã em rodelas

Lanche da manhã

• 1 **bombom de damasco**

Almoço

• 1 prato (sobremesa) de repolho com couve refogada

• 3 colheres (sopa) de arroz à grega com açafrão

• 1/2 abobrinha recheada com carne desfiada e creme de ricota

Lanche da tarde

• 3/4 de xícara (150ml) de leite desnatado com 1 colher (chá) de canela

• 1 pedaço médio de **brownie**

Jantar

• 1 prato (sobremesa) de **salada de grão-de-bico**

• 1 filé de frango em tiras grelhado

Ceia

• 1 bola de **sorvete de chocolate com café, nozes e canela**

09.

Receitas

Espetinho de peixe com legumes

Rendimento: **17 unidades**
Tempo de preparo: **1h20**

Ingredientes:

- 1kg de peixe em cubos
- 1 abobrinha pequena em cubos
- 1 pimentão vermelho em fatias
- 1 pimentão verde em fatias
- 1 pimentão amarelo em fatias
- 15 tomates-cereja cortados ao meio
- 1 cebola em fatias
- Limão, alho, sal e folhas frescas de alecrim e manjericão a gosto

Modo de preparo

Em um espeto, coloque os cubos de peixe alternando com a abobrinha, os pimentões, os tomates e a cebola. Adicione os temperos e leve à churrasqueira ou frigideira com grelha. Doure todos os lados e sirva.

Batata-doce recheada

Rendimento: **2 porções** Tempo de preparo: **1h**

Ingredientes:

- 1 batata-doce
- 1 xícara (200ml) de ricota temperada com ervas finas
- 2 colheres (sopa) de azeite
- 1 colher (sobremesa) de páprica doce
- 1 colher (chá) de sal
- Salsa picada a gosto

Modo de preparo

Fure a batata com um garfo. Pegue duas folhas de papel toalha, umedeça e embrulhe a batata. Leve ao micro-ondas por 5 minutos, virando na metade do tempo. Retire a batata, descarte o papel toalha e corte ao meio. Com uma colher, retire a polpa, deixando apenas uma borda ao redor. Misture a parte retirada com a ricota, o azeite, a páprica e o sal. Recheie a batata com a mistura e leve ao forno médio, preaquecido, por 15 minutos ou até dourar. Polvilhe salsa e sirva.

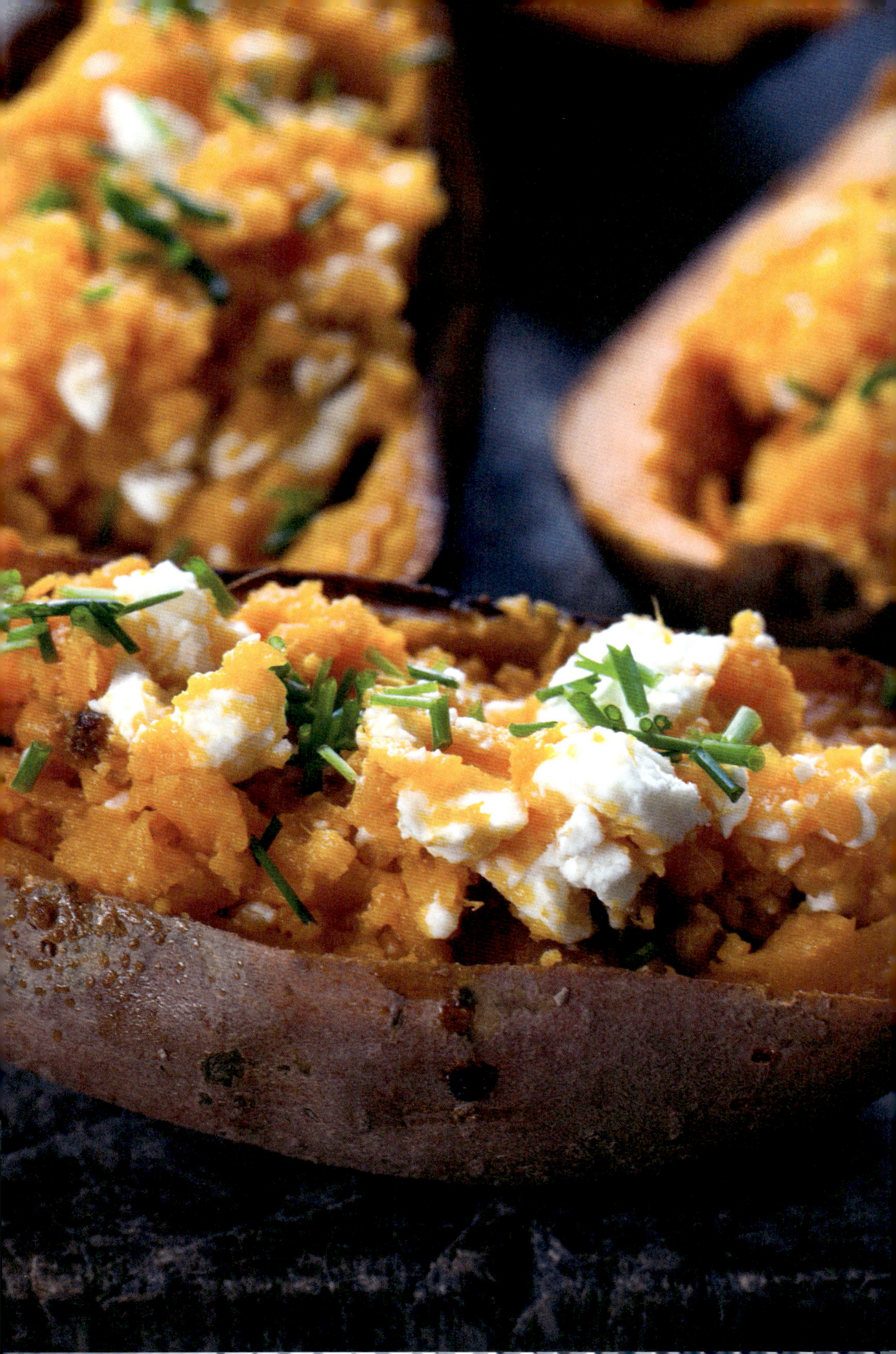

Foccacia

Rendimento: **15 porções**
Tempo de preparo: **2h**

Ingredientes:

- 4 ovos
- 50g de queijo parmesão light ralado
- 1/2 xícara (100ml) de leite de aveia
- 1/2 xícara (chá) de farinha de castanha de caju
- 1/2 xícara (chá) de farinha de amaranto
- 1 colher (sopa) de fermento em pó químico
- Páprica doce e picante, sal grosso e alecrim a gosto

Modo de preparo

Em uma tigela, bata os ovos, o queijo e o leite. Acrescente as farinhas até obter textura. Adicione o fermento e páprica. Salpique sal e alecrim. Transfira para uma assadeira untada e leve ao forno médio, preaquecido, por 40 minutos. Sirva.

Berinjela recheada

Rendimento: **2 porções** Tempo de preparo: **1h30**

Ingredientes:

- 1 berinjela
- 300g de carne magra moída
- 2 colheres (sopa) de azeite
- 1 cebola picada
- 2 dentes de alho picados
- 2 tomates em cubos pequenos
- Sal, pimenta-do-reino e folhas de manjericão a gosto

Modo de preparo

Corte a berinjela ao meio no sentido do comprimento e retire a polpa de cada metade, deixando uma borda. Pique e reserve. Em uma panela, refogue a carne no azeite. Adicione a cebola, o alho e o tomate e refogue por 3 minutos. Tempere com sal, pimenta e manjericão. Misture com a polpa de berinjela. Em uma forma, coloque a berinjela, acrescente o recheio reservado e leve ao forno médio, preaquecido, por 25 minutos ou até dourar. Sirva.

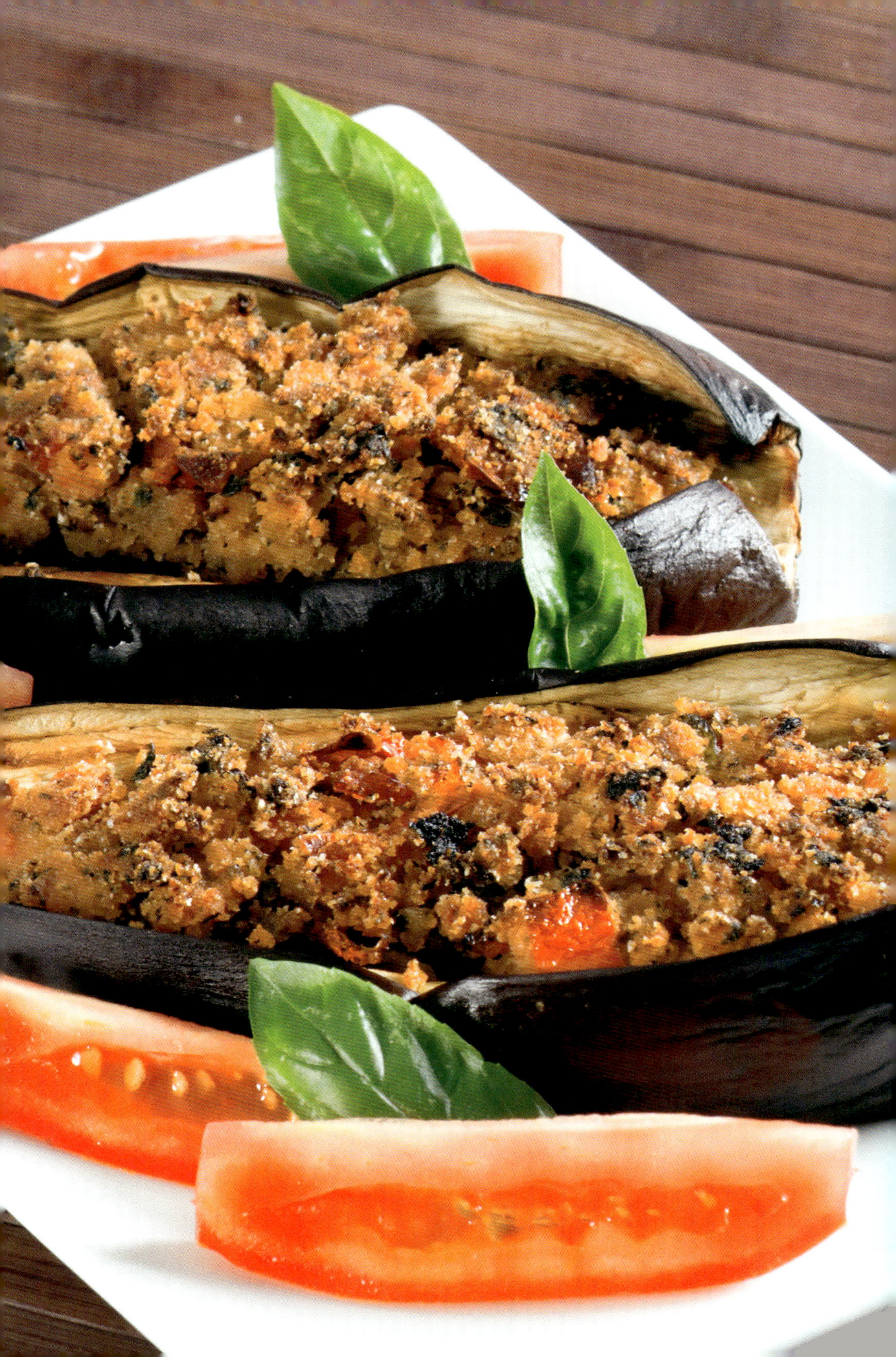

Muffin de abóbora

Rendimento: **15 unidades**
Tempo de preparo: **1h10**

Ingredientes:

- 3 ovos
- 1/2 xícara (100ml) de água
- 2 colheres (sopa) de azeite
- 1 xícara (chá) de abóbora cozida
- 1/2 xícara (chá) de farinha de amêndoas
- 25g de queijo parmesão light ralado
- Sal a gosto
- 1 colher (sopa) de fermento em pó químico

Modo de preparo

Em um liquidificador, despeje os ovos, a água, o azeite e a abóbora e bata até obter uma mistura homogênea. Adicione a farinha, o queijo, sal e o fermento e misture levemente. Transfira a massa para forminhas e leve ao forno médio, preaquecido, a 180°C por 30 minutos. Retire e sirva.

Caldo de inhame com cenoura

Rendimento: **6 porções** Tempo de preparo: **50min**

Ingredientes:

- 5 inhames sem casca picados
- 2 cenouras raladas
- Água suficiente para cobrir
- 1/2 xícara (chá) de alho-poró picado
- Sal, pimenta-do-reino e cheiro-verde a gosto

Modo de preparo

Coloque o inhame e 3/4 da cenoura em uma panela cobrindo com a água, e deixe cozinhar por 30 minutos ou até que fiquem macios. Bata no liquidificador junto ao alho-poró. Leve ao fogo por 10 minutos até ferver e engrossar o caldo. Acrescente o restante da cenoura e tempere com sal, pimenta e cheiro-verde. Tampe por 5 minutos e sirva.

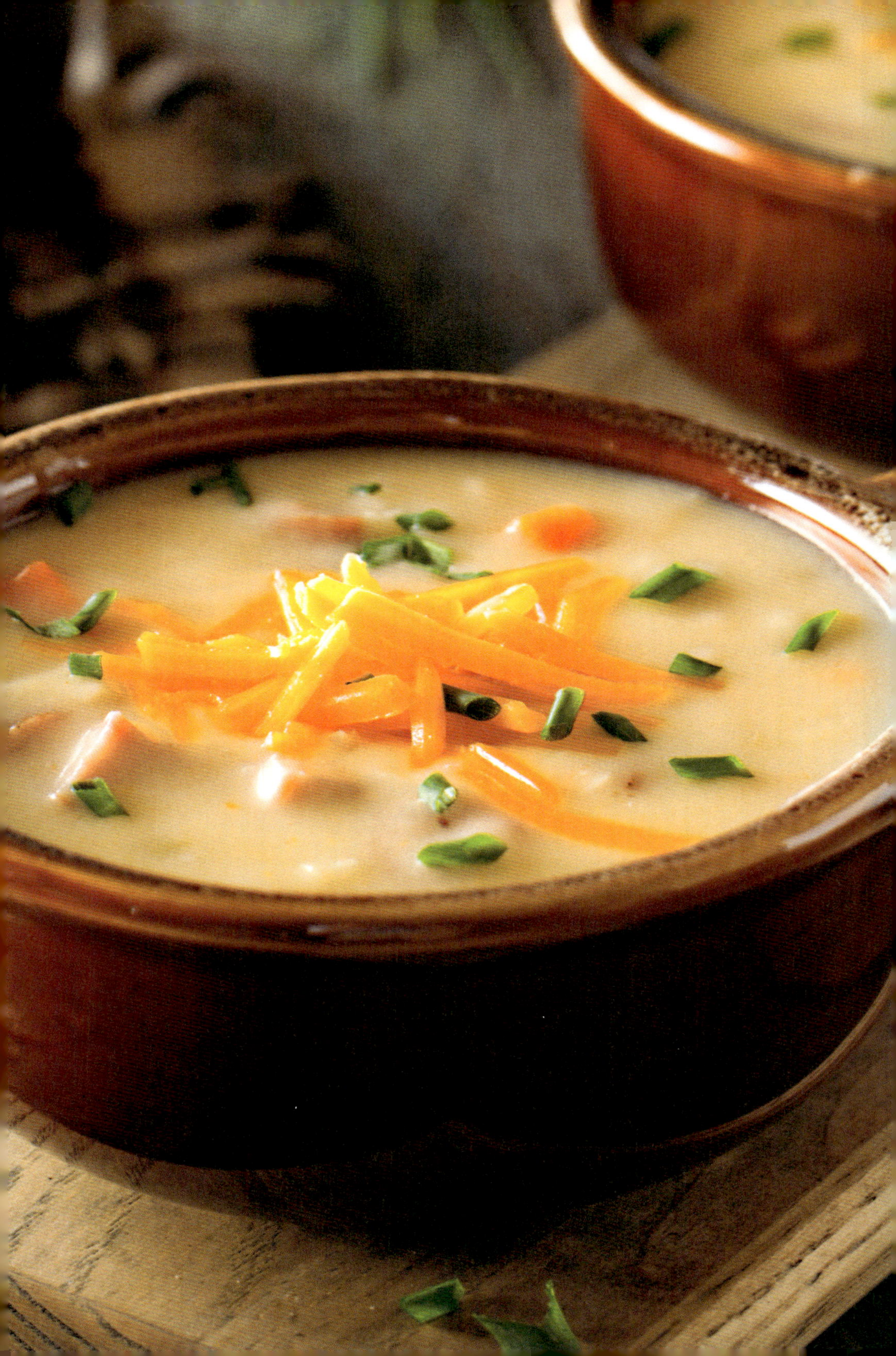

Pão de beijo

Rendimento: **20 unidades**
Tempo de preparo: **1h20**

Ingredientes:

- 2 xícaras (chá) de polvilho doce
- 1/2 xícara (chá) de polvilho azedo
- 1 colher (chá) de sal sem sódio
- 2 xícaras (chá) de mandioquinha amassada
- 2 colheres (sopa) de água
- 1 colher (sopa) de azeite aromatizado com ervas finas
- 1/2 colher (chá) de cúrcuma
- 1/2 colher (chá) de chia

Modo de preparo

Misture todos os ingredientes até obter uma massa homogênea. Faça bolinhas e transfira para uma forma com papel manteiga. Leve ao forno alto, preaquecido, por 30 minutos ou até dourar. Sirva em seguida.

Guacamole

Rendimento: **20 porções** Tempo de preparo: **40min**

Ingredientes:

- 4 avocados
- 3 colheres (sopa) de azeite
- Suco puro de 2 limões
- Sal e pimenta-tabasco a gosto
- 2 colheres (sopa) de coentro picado
- 2 tomates picados sem pele e sem sementes
- 1 cebola picada
- Tortilhas ou pão sírio integrais para acompanhar

Modo de preparo

Com um garfo, amasse o avocado. Reserve. Em outro recipiente, com o auxilio de um mixer, bata o azeite, o suco de limão, sal, pimenta e o coentro até misturar todos os ingredientes. Acrescente o avocado, o tomate picado e a cebola. Misture bem e sirva nas tortilhas ou no pão sírio.

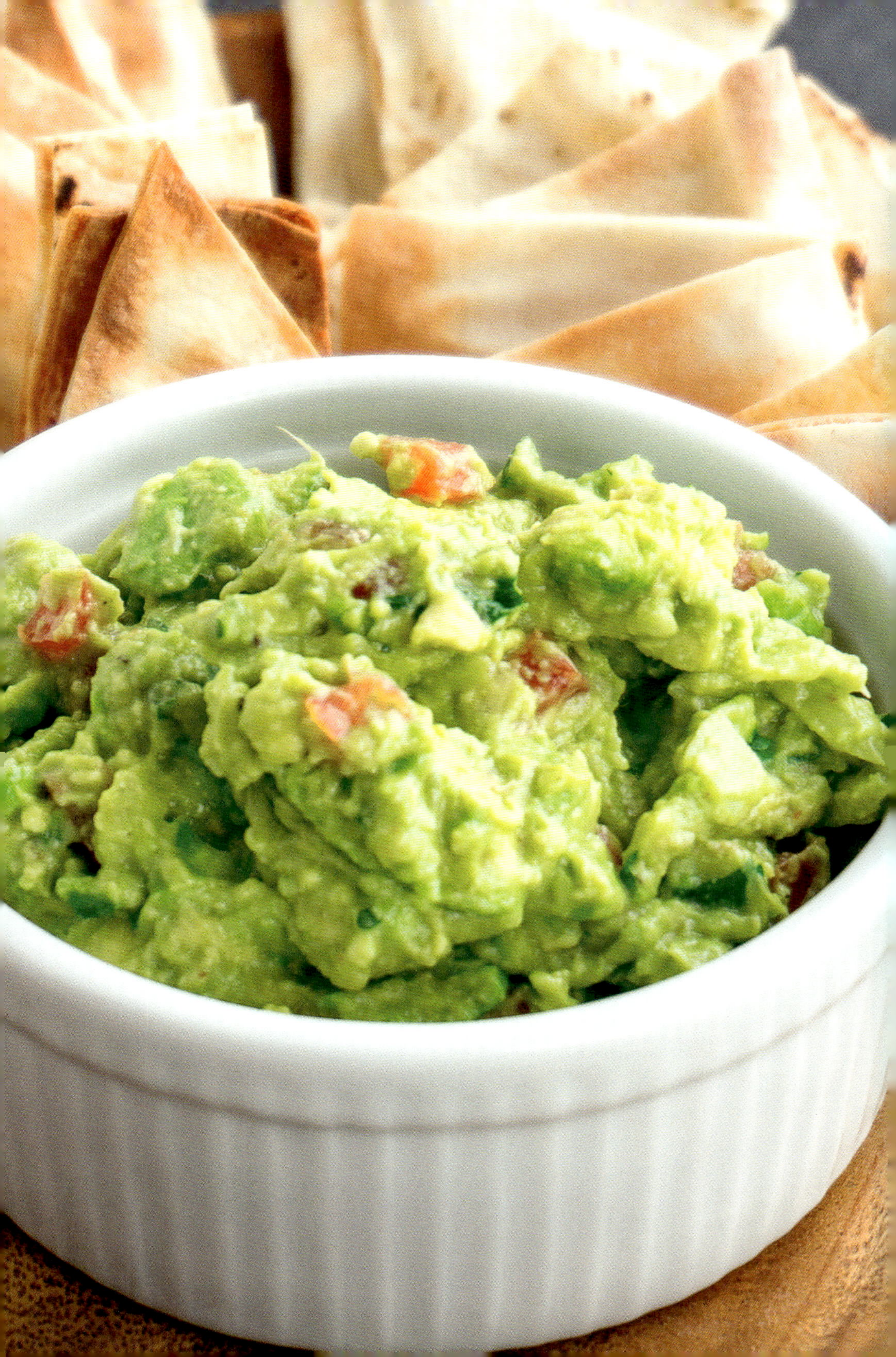

Pão de frigideira

Rendimento: **2 fatias**
Tempo de preparo: **15min**

Ingredientes:

- 1 ovo
- 1 colher (sopa) de farinha de amêndoas
- 1 colher (sopa) de farinha de linhaça
- 1 colher (sopa) de flocos de amaranto
- 1 colher (café) de fermento em pó químico
- 1 pitada de sal
- 1 fio de azeite

Modo de preparo

Em um recipiente, bata o ovo e misture as farinhas e o amaranto até obter uma massa homogênea. Acrescente o fermento e sal e misture novamente. Aqueça uma frigideira antiaderente em fogo baixo, despeje o azeite e a mistura e coloque uma tampa por cima. Deixe dourar dos dois lados. Recheie se desejar. Sirva em seguida.

Hambúrguer artesanal

Rendimento: **8 porções** Tempo de preparo: **45min**

Ingredientes:

- 400g de carne magra tipo patinho moída
- 2 cebolas raladas
- Salsa, manjericão e pimenta-do-reino a gosto
- 2 dentes de alho amassados
- 2 colheres (sopa) de farinha de aveia

Modo de preparo

Junte a carne com os temperos e a aveia, misturando até incorporar todos os ingredientes. Separe com o auxílio de uma colher de sopa em forma de bolinhas e forme os hambúrgueres. Grelhe em uma frigideira antiaderente até dourar e sirva em seguida.

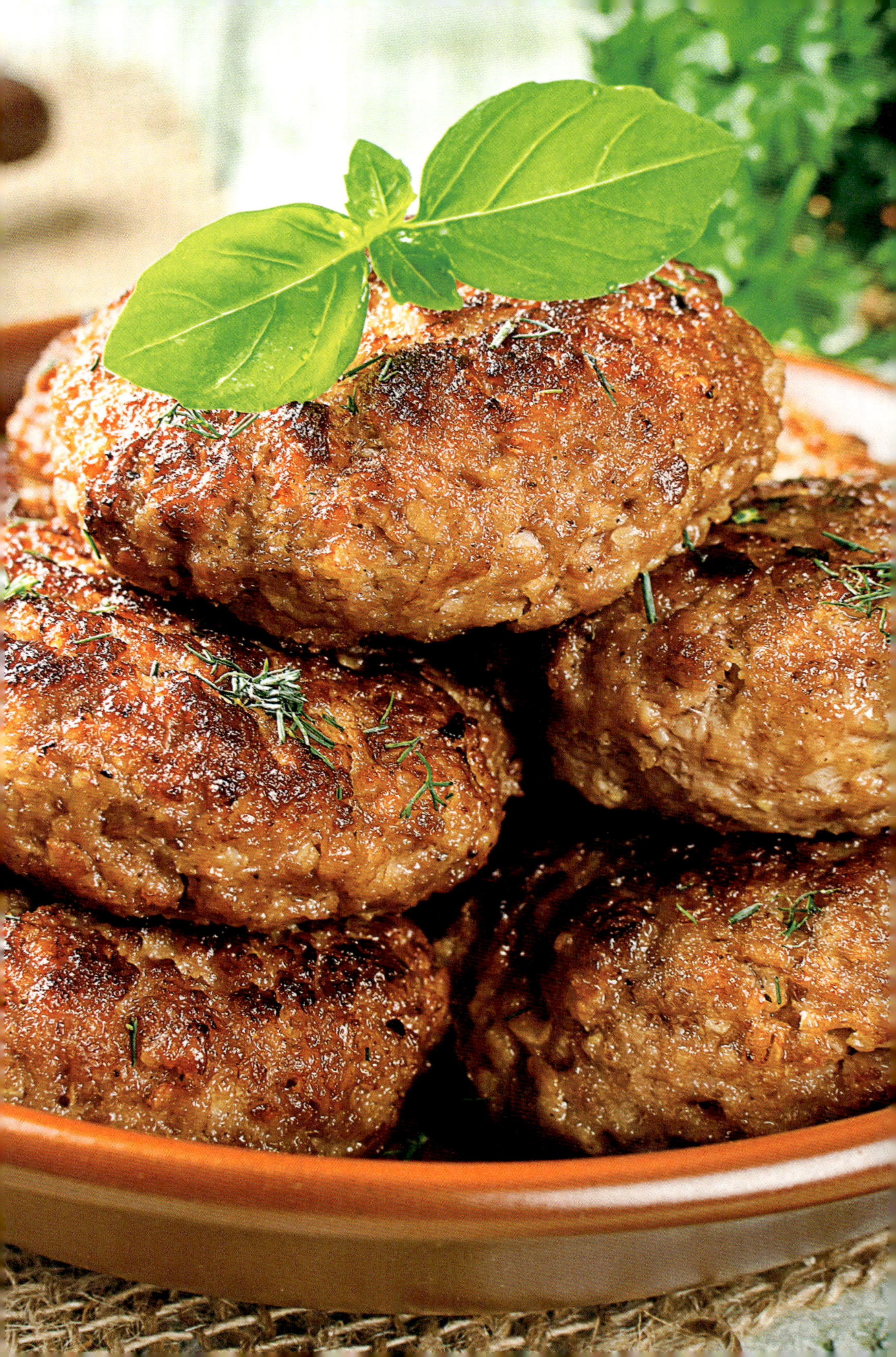

Quiche de palmito

Rendimento: **15 porções**
Tempo de preparo: **1h30**

Ingredientes:

Massa:

- 1 xícara (chá) de farinha de grão-de-bico
- 150g de farinha de amêndoas
- 1 ovo
- 2 colheres (sopa) de óleo de coco
- Óleo de coco para untar

Recheio:

- 1 xícara (chá) de palmito
- 1/2 xícara (chá) de queijo cottage
- Sal e pimenta-do-reino a gosto

Modo de preparo

Misture todos os ingredientes da massa até obter uma mistura homogênea. Espalhe em uma assadeira untada até cobrir o fundo e a lateral. Leve ao forno médio, preaquecido, por 10 minutos. Retire do forno. Misture o palmito com o queijo, sal e pimenta e despeje sobre a massa. Retorne ao forno, a 180°C, por mais 20 minutos. Sirva.

Pão de grãos

Rendimento: **30 fatias** Tempo de preparo: **1h30**

Ingredientes:

- 1 xícara (chá) de farinha de trigo sarraceno
- 1 xícara (chá) de farinha de coco
- 1/2 xícara (chá) de farinha de amêndoas
- 1 xícara (200ml) de água morna
- 4 colheres (sopa) de leite de amêndoas
- 4 ovos
- Mix de sementes e castanhas, sal e gergelim a gosto
- 1 xícara (chá) de linhaça dourada moída
- 1 xícara (chá) de polvilho doce
- 3 colheres (sopa) de chia
- 1 colher (sopa) de fermento em pó químico

Modo de preparo

Misture as farinhas com a água, o leite de amêndoas, os ovos e sementes até obter uma massa homogênea. Acrescente a linhaça, o polvilho, a chia, o fermento e sal e mexa delicadamente. Coloque a massa em uma assadeira com papel manteiga, polvilhe o gergelim e leve ao forno médio, preaquecido, por 30 minutos ou até assar completamente. Retire e sirva.

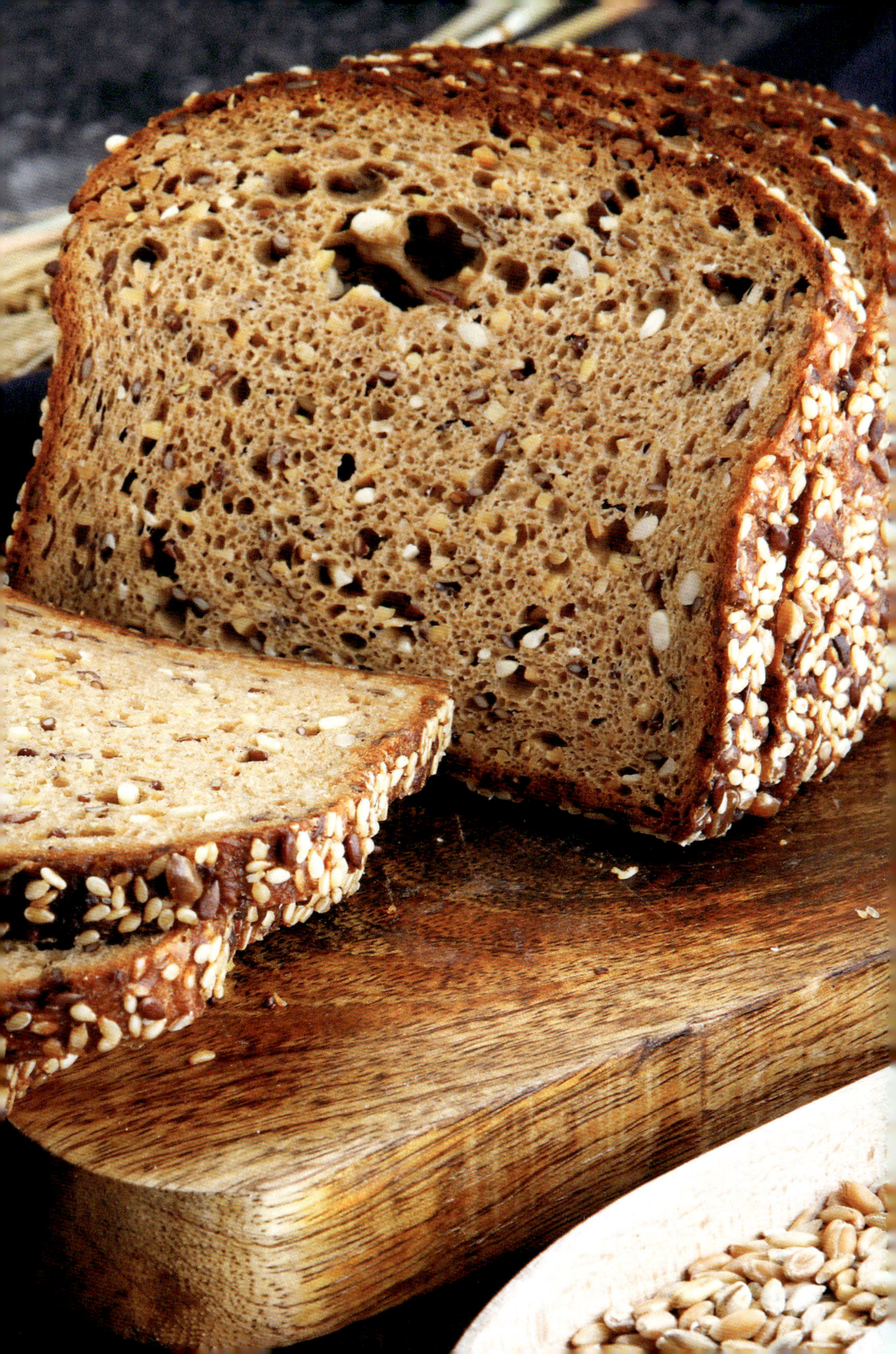

Ratatouille

Rendimento: **8 porções**
Tempo de preparo: **2h**

Ingredientes:

- 1 colher (sopa) de azeite
- 2 dentes de alho amassados
- 2 xícaras (400ml) de molho de tomate
- 1/2 xícara (chá) de pimentão verde, amarelo e vermelho sem sementes em cubos
- 2 abobrinhas em rodelas
- 2 berinjelas em rodelas
- 2 cebolas em rodelas
- 3 tomates em rodelas
- Sal e alecrim a gosto

Modo de preparo

Aqueça uma panela com azeite e refogue o alho. Acrescente o molho de tomate, os pimentões e sal. Deixe ferver por 5 minutos, bata no liquidificador e despeje metade em uma forma. Intercale as rodelas de vegetais até preencher tudo. Cubra com o restante do molho, tempere com sal e alecrim. Cubra com alumínio e leve ao forno médio, preaquecido, por 40 minutos. Sirva.

Salada de grão-de-bico

Rendimento: **10 porções** Tempo de preparo: **30min**

Ingredientes:

- 1/2 xícara (chá) de repolho-roxo em tiras
- 1/4 xícara (chá) de cenoura ralada
- 1 colher (sopa) de mostarda dijon
- 3 colheres (sopa) de azeite
- Suco puro de 1 limão
- 2 xícaras (chá) de grão-de-bico cozido
- 10 tomates-cereja cortados ao meio
- 2 colheres (sopa) de manjericão
- Sal a gosto

Modo de preparo

Em uma tigela, misture o repolho, a cenoura, a mostarda, o azeite e o suco de limão. Acrescente o grão-de-bico, os tomates e o manjericão e misture. Tempere com sal e sirva.

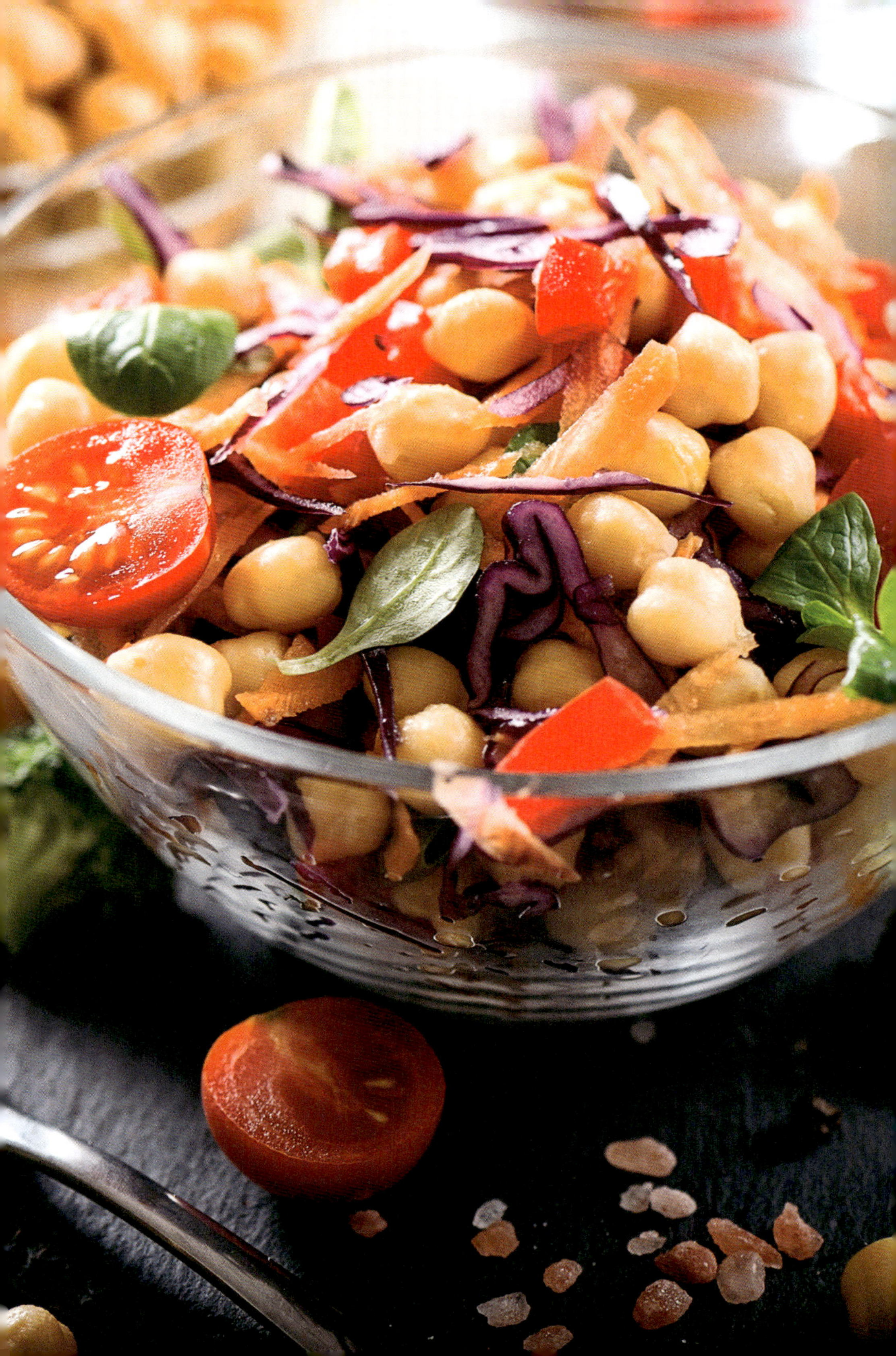

Sanduíche de avocado

Rendimento: **1 porção**
Tempo de preparo: **20min**

Ingredientes:

- 1 avocado
- Sal a gosto
- Suco puro de 1/2 limão
- 2 fatias de pão de grãos
- 4 tomates-cereja cortados ao meio

Modo de preparo

Em um recipiente, amasse o avocado até que vire uma pasta. Misture com sal e o suco de limão. Despeje sobre uma das fatias do pão, adicione os tomates e coloque a outra fatia por cima. Sirva.

Salmão selado com azeite aromatizado

Rendimento: **1 porção** Tempo de preparo: **30min**

Ingredientes:

- 1 filé de salmão com pele
- Sal, zaatar e pimenta-do-reino em grãos a gosto
- 2 colheres (sopa) de suco puro de limão
- 1 colher (chá) de adoçante em pó para forno e fogão
- 2 colheres (sopa) de azeite aromatizado
- Salsinha a gosto

Modo de preparo

Em uma tigela, tempere o salmão com sal, zaatar, pimenta, o suco de limão e o adoçante. Reserve. Em uma frigideira antiaderente grande, aqueça o azeite e sele o filé dos dois lados até dourar. Acrescente salsinha e sirva.

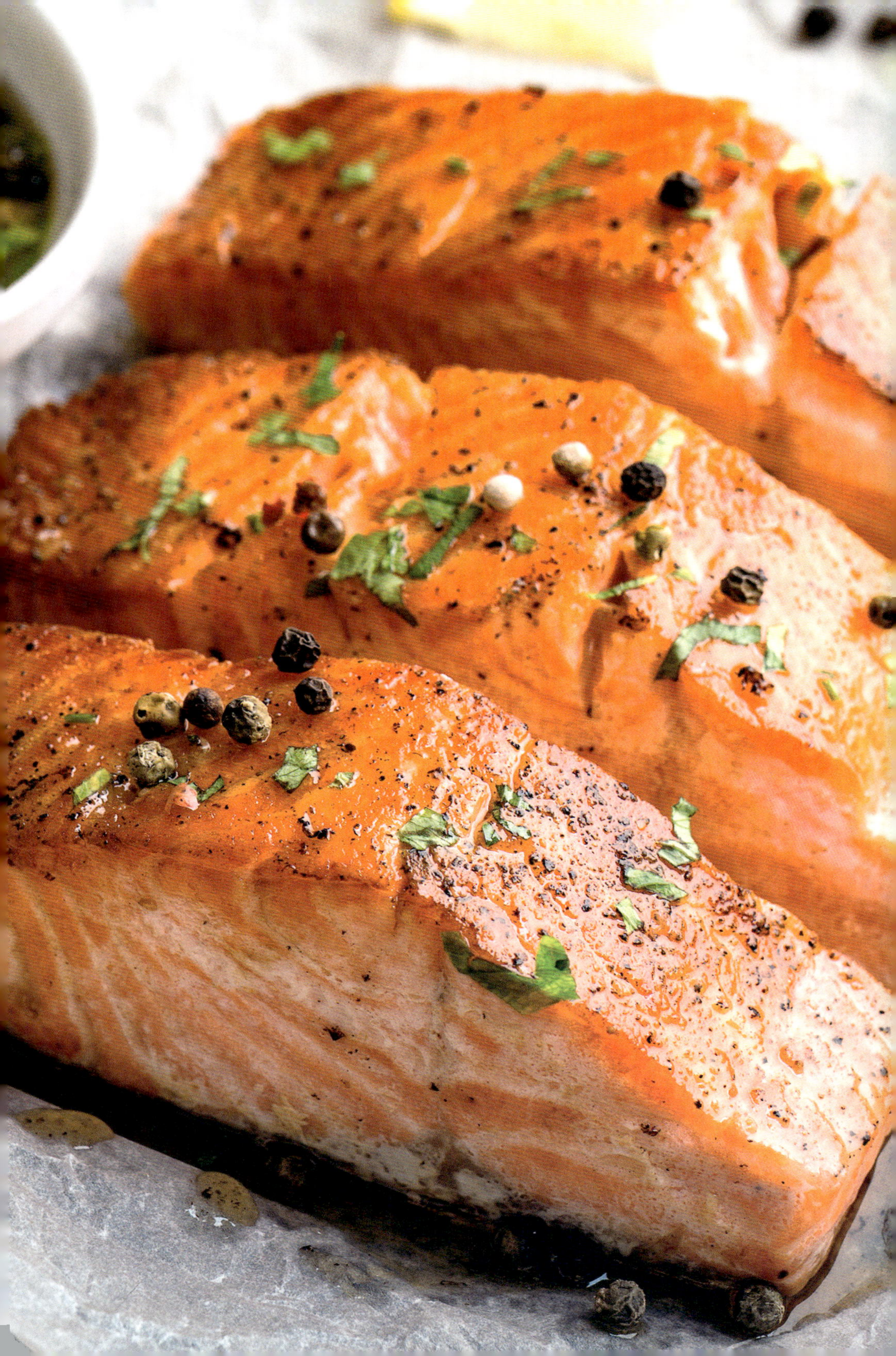

Talharim de abobrinha ao molho de tomate com cogumelos

Rendimento: **4 porções**
Tempo de preparo: **40min**

Ingredientes:

- 2 copos (500ml) de água fervente
- 2 abobrinhas em tiras finas
- 3 colheres (sopa) de azeite
- 250g de cogumelos picados
- Sal e manjericão a gosto
- 10 tomates-cereja
- 1/2 xícara (chá) de creme de leite light
- 1 xícara (200ml) de molho de tomate

Modo de preparo

Em uma panela com a água fervente, coloque a abobrinha e cozinhe por 1 minuto. Escorra a água e reserve. Em uma frigideira antiaderente, despeje o azeite, o cogumelo, sal e os tomates e misture. Acrescente o macarrão, o creme de leite e o molho de tomate e polvilhe manjericão. Sirva.

Pudim de aveia

Rendimento: **8 porções**
Tempo de preparo: **20min (+24h de descanso)**

Ingredientes:

- 1 xícara (chá) de aveia em flocos
- 1 xícara (chá) de amaranto
- 4 colheres (sopa) de chia
- 1 pote (170g) de iogurte natural desnatado
- 2 xícaras (400ml) de leite de amêndoas ou de coco
- 1/4 xicara (chá) mix de castanhas
- 1/4 xícara (chá) de granola sem açúcar
- 1/4 xícara (chá) de coco ralado sem açúcar

Modo de preparo

Em um recipiente, adicione a aveia, o amaranto, a chia e o iogurte e misture até incorporar os ingredientes. Adicione o leite e reserve por 24 horas na geladeira. Acrescente o mix de castanhas, a granola, o coco e sirva.

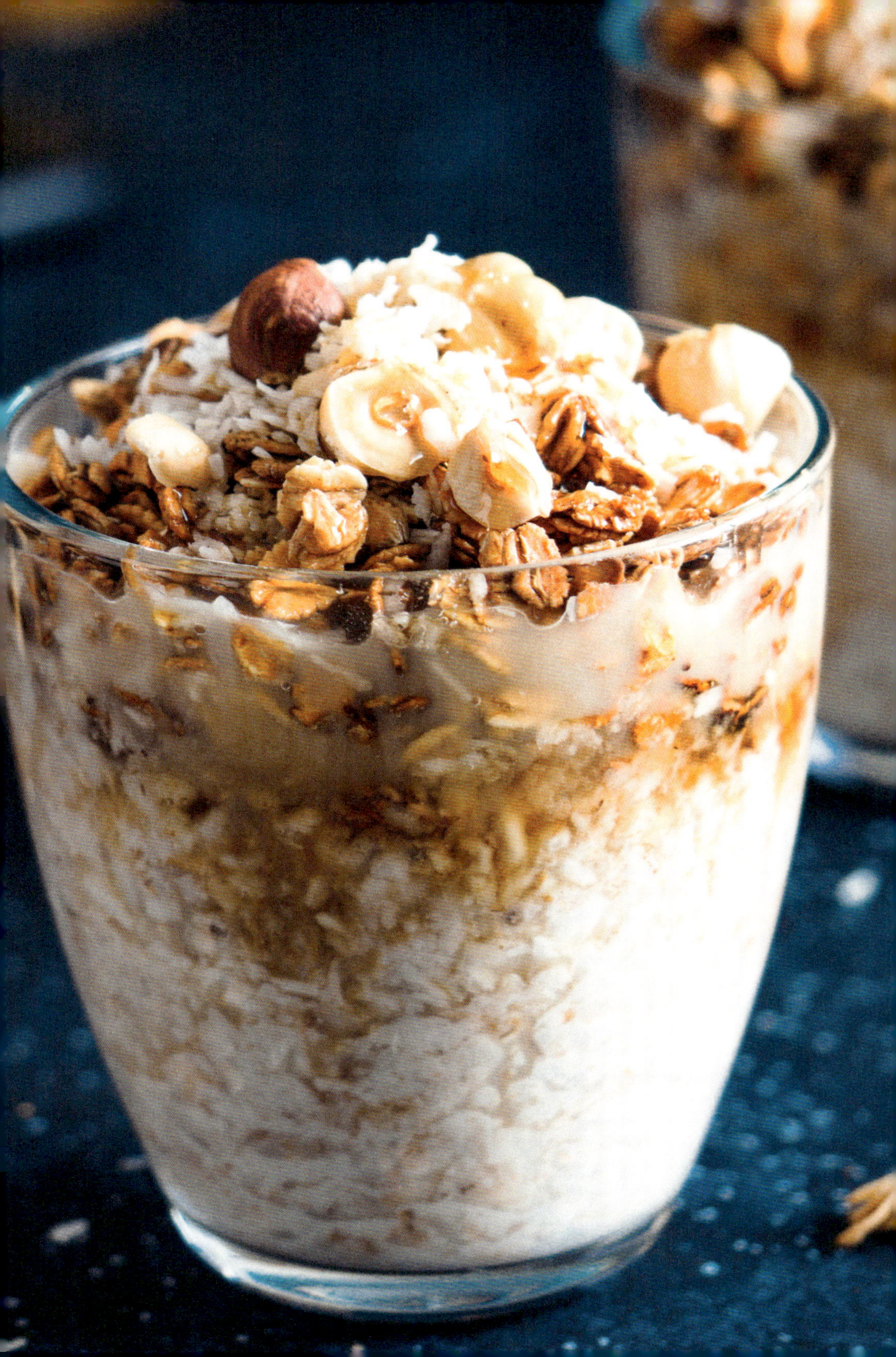

Barrinha de cereais

Rendimento: **5 unidades**
Tempo de preparo: **40min**

Ingredientes:

- 4 colheres (sopa) de adoçante em pó para forno e fogão
- 1 banana amassada
- 1/2 xícara (chá) de aveias em flocos
- 1/2 xícara (chá) de granola sem açúcar
- 1 colher (sopa) de óleo de coco
- Óleo de coco para untar

Modo de preparo

Em uma panela, misture o adoçante, a banana, a aveia, a granola e o óleo até obter uma massa. Transfira para uma assadeira untada e corte em pedaços no tamanho desejado. Deixe esfriar e sirva.

Bolo de cenoura diet

Rendimento: **20 fatias** Tempo de preparo: **1h**

Ingredientes:

- 2 cenouras picadas
- 1 xícara (200ml) de óleo de coco
- 1 xícara (200ml) de adoçante em pó para forno e fogão
- 2 e 1/2 xícaras (chá) de farinha de amêndoas
- 1 e 1/2 colheres (sopa) de fermento em pó químico
- 4 claras
- Óleo de coco e farinha de amêndoas para untar

Calda

- 2 colheres (sopa) de cacau em pó
- 2 colheres (sopa) de adoçante em pó para forno e fogão
- 1 colher (sopa) de margarina
- 1 colher (sopa) de amido de milho
- 1/2 xícara (100ml) de leite desnatado

Modo de preparo

Para a massa, bata todos os ingredientes no liquidificador, menos as claras, até obter uma massa homogênea. Incorpore-as levemente à massa com um fouet. Despeje em uma forma retangular média, untada e enfarinhada, e leve ao forno médio, preaquecido, por 30 minutos. Retire e reserve. Para a calda, em uma panela, leve todos os ingredientes ao fogo baixo e mexa até engrossar. Espalhe sobre o bolo ainda quente. Sirva.

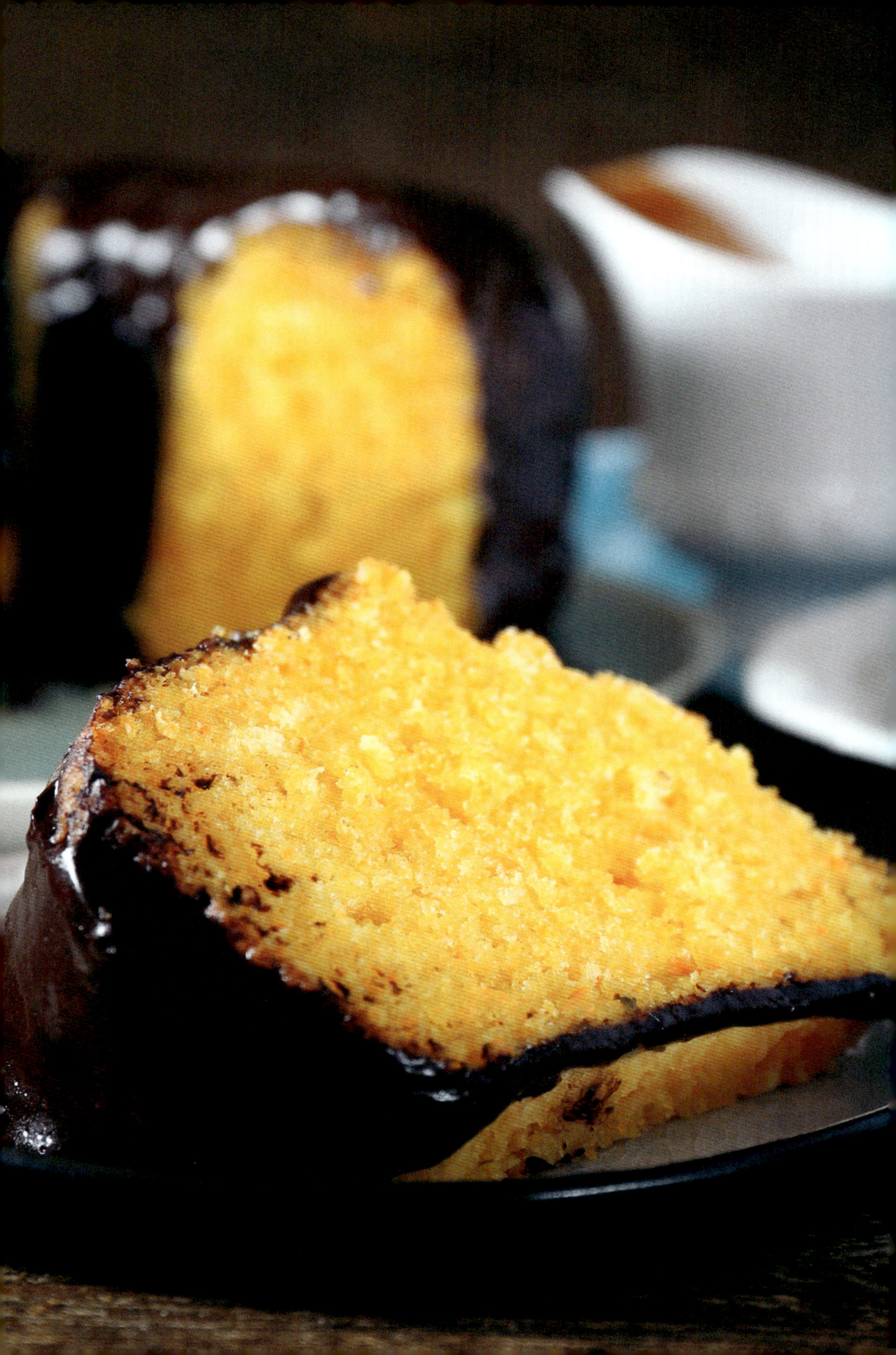

Bombom de damasco

Rendimento: **10 unidades**
Tempo de preparo: **50min**

Ingredientes:

- 1 xícara (chá) de damascos secos picados
- 1 colher (sopa) de manteiga
- 1 colher (sopa) de farinha de amêndoas
- 2 colheres (sopa) de água quente
- 150g de chocolate diet meio amargo derretido

Modo de preparo

Bata todos os ingredientes em um mixer até obter uma massa. Retire e forme bolinhas com as mãos. Sirva gelado.

Brownie

Rendimento: **15 porções** Tempo de preparo: **1h**

Ingredientes:

- 100g de chocolate 70% cacau
- 1 colher (sopa) de manteiga sem sal ou manteiga ghee
- 4 colheres (sobremesa) de adoçante em pó para forno e fogão
- 2 colheres (sopa) de farinha de amêndoas
- 2 colheres (sopa) de cacau alcalino
- 1 xícara (200ml) de leite de coco
- 1/2 xícara (chá) de nozes picadas
- Óleo de coco para untar

Modo de preparo

Derreta o chocolate com a manteiga em banho-maria e reserve. Bata os demais ingredientes no liquidificador por três minutos, exceto as nozes. Adicione a mistura ao chocolate derretido e incorpore. Acrescente as nozes. Coloque a massa em uma forma untada e leve para assar em forno baixo, preaquecido, por 15 minutos. Retire do forno, corte em retângulos e sirva.

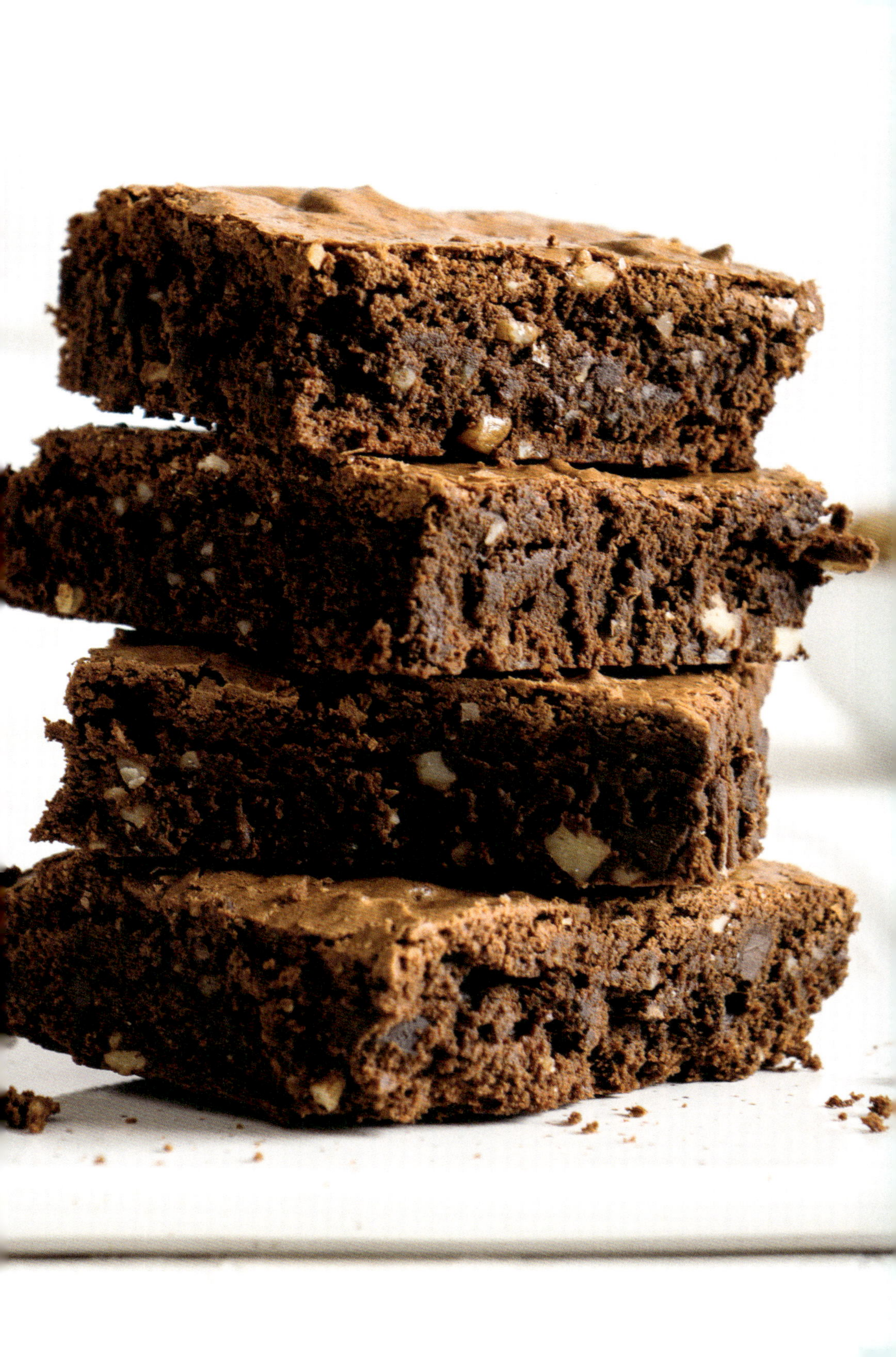

Smoothie de frutas vermelhas

Rendimento: **1 porção**
Tempo de preparo: **10min**

Ingredientes:

- 1 xícara (200ml) de leite de aveia
- 1/2 colher (chá) de cardamomo em pó
- 1/2 colher (chá) de canela em pó
- 1 xícara (chá) de frutas vermelhas (amora, goiaba, uva e morango)
- 3 colheres (sopa) de beterraba ralada
- Gelo a gosto

Modo de preparo

Bata todos os ingredientes no liquidificador, adicione gelo a gosto e beba em seguida.

Cookies de nozes

Rendimento: **40 porções** Tempo de preparo: **45min**

Ingredientes:

- 1 xícara (chá) de farinha de trigo sarraceno
- 1/2 xícara (chá) de psyllium
- 3 colheres (sopa) de óleo de coco
- 1 colher (sobremesa) de chia
- 1 colher (sopa) de farinha de linhaça
- 1 xícara (chá) de aveia em flocos finos
- 1 ovo
- 1 xícara (chá) de adoçante em pó para forno e fogão
- 3 colheres (sopa) de manteiga ghee
- 5 amêndoas picadas
- 6 nozes picadas
- 1 banana amassada
- 1 maçã sem casca ralada
- 1 colher (chá) de fermento em pó químico
- Óleo para untar

Modo de preparo

Em um recipiente, adicione todos os ingredientes, exceto o fermento. Misture até obter uma massa homogênea. Adicione o fermento e incorpore. Unte uma forma e adicione pequenas porções dos cookies com o auxílio de uma colher de sobremesa. Leve para assar em forno baixo, preaquecido, por 30 minutos ou até dourar. Retire e sirva.

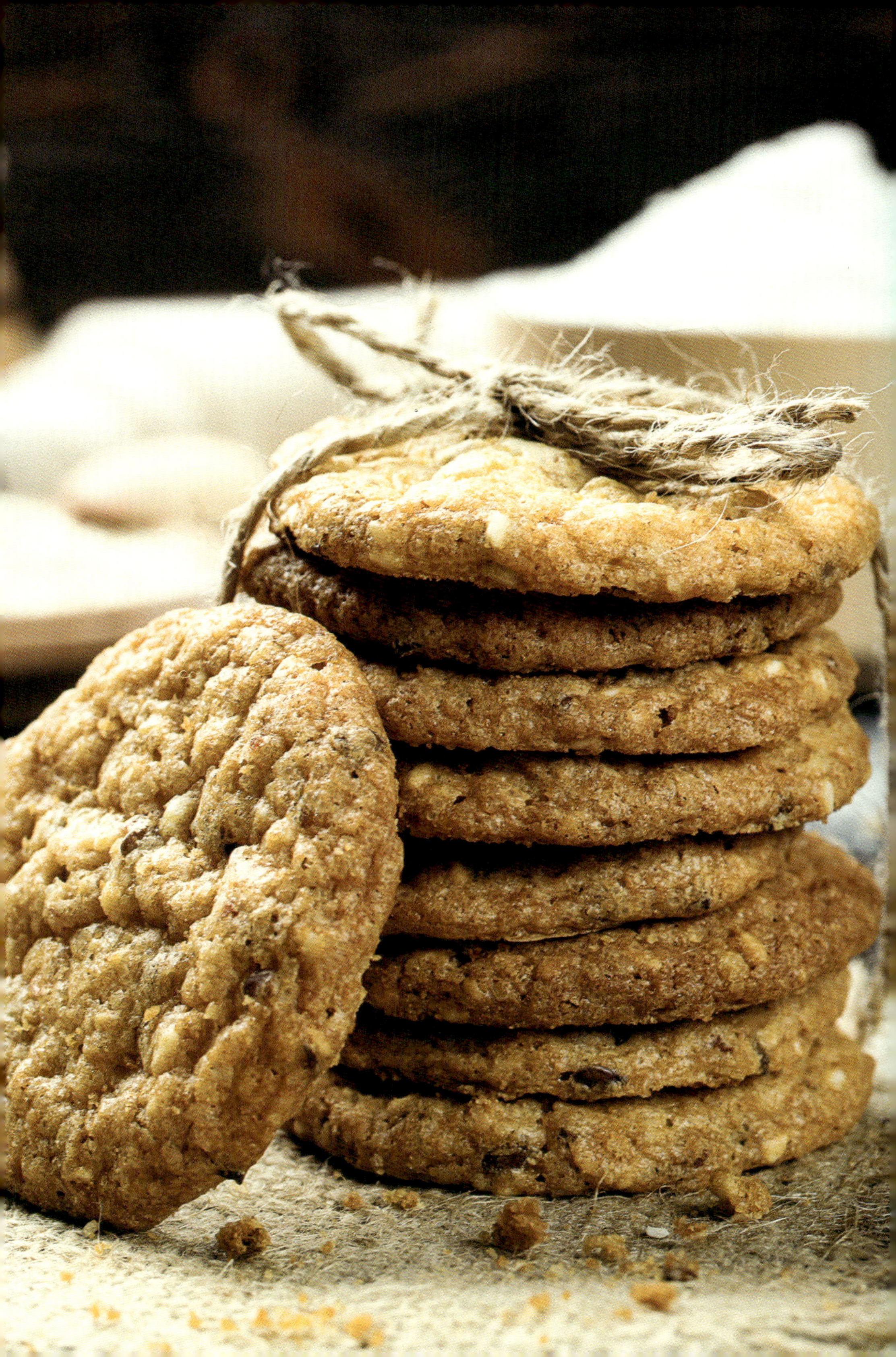

Sorvete de chocolate com café, nozes e canela

Rendimento: **12 porções**
Tempo de preparo: **30min**

Ingredientes:

- 2 colheres (chá) de café instantâneo diluído em 1/2 xícara (100ml) de água quente
- 1 colher (chá) de canela em pó
- 6 nozes picadas
- 1 pote (170g) de iogurte natural desnatado
- 3 colheres (sopa) de cacau alcalino
- 4 colheres (sopa) de adoçante em pó para forno e fogão

Modo de preparo

Em uma tigela, misture o café, a canela, as nozes, o iogurte, o cacau e o adoçante e bata até obter um creme homogêneo e consistente. Transfira para um recipiente e leve ao congelador até firmar. Sirva.

Mousse de morango

Rendimento: **10 porções** Tempo de preparo: **1h**

Ingredientes:

- 1 e 1/2 xícara (chá) de morangos frescos
- 5 colheres (sopa) de adoçante em pó para forno e fogão
- 1/2 xícara (100ml) de suco puro de laranja
- 4 claras
- 1 lata (290g) de creme de leite light
- 1 envelope (12g) de gelatina sem sabor em pó incolor
- 5 colheres (sopa) de água
- Folhas de hortelã para decorar

Modo de preparo

No liquidificador, bata os morangos, o adoçante, o suco de laranja e reserve. Em uma batedeira, bata as claras em neve até ficarem firmes. Retire da batedeira e acrescente o creme de leite, o preparado de morangos reservado e a gelatina hidratada na água e dissolvida. Misture. Distribua em taças e leve à geladeira até adquirir consistência firme. Sirva decorado com hortelã.

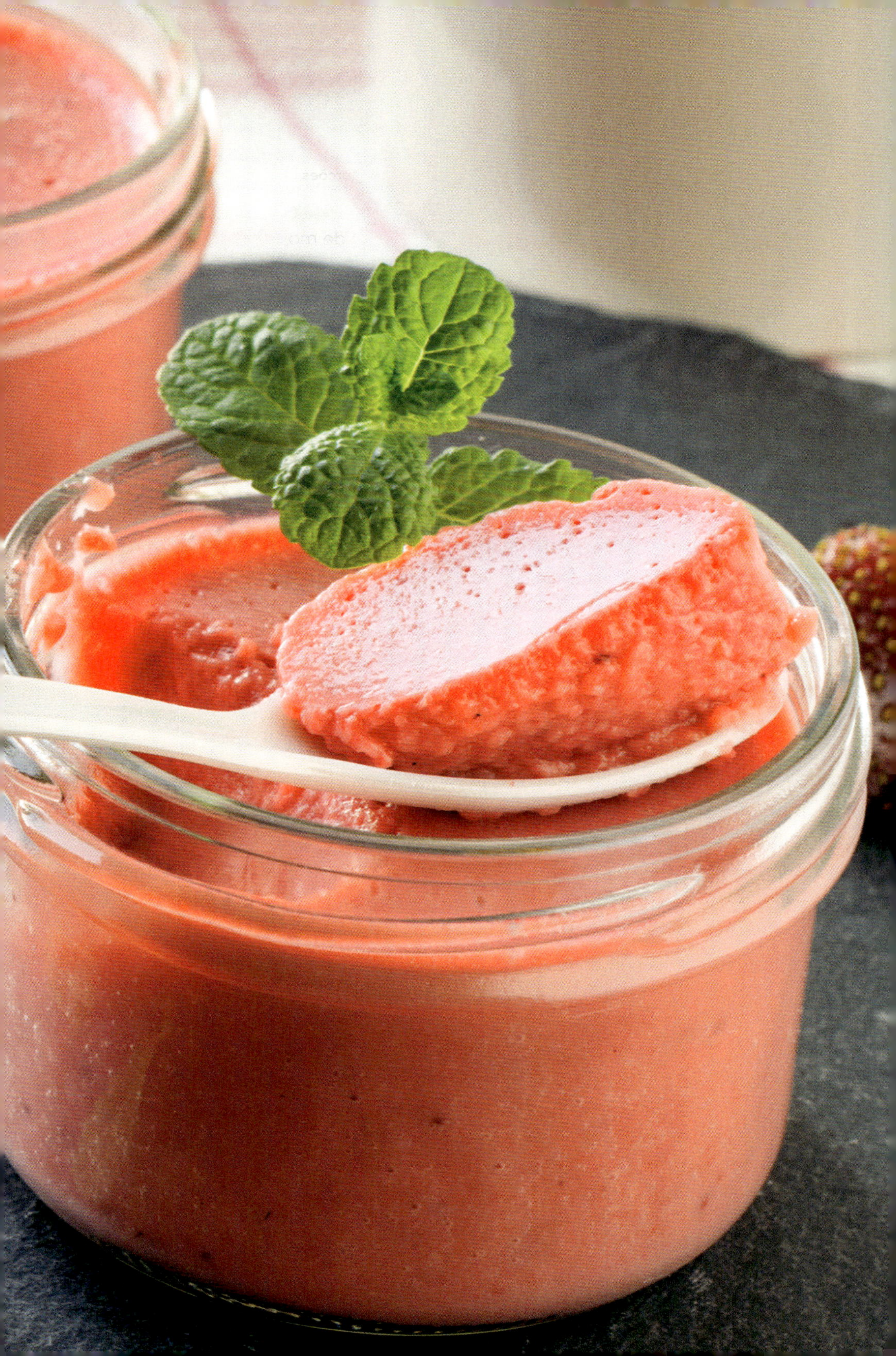

Trufas energéticas

Rendimento: **20 unidades**
Tempo de preparo: **40min**

Ingredientes:

- 150g de castanha de caju, castanha do brasil, amêndoas e avelã
- 1/2 xícara (chá) de tâmaras
- 2 colheres (sopa) de óleo de coco
- Castanhas trituradas para decorar

Modo de preparo

Em um processador, coloque todos ingredientes e bata até formar uma massa compacta. Modele bolinhas médias com as mãos e passe nas castanhas trituradas. Sirva.

Rolinhos de canela

Rendimento: **20 unidades** Tempo de preparo: **1h40**

Ingredientes:

- 3/4 de xícara (150ml) de leite desnatado
- 250g de manteiga sem sal
- 3 e 1/4 de xícara (chá) de farinha de aveia
- 1/2 xícara (chá) de adoçante em pó para forno e fogão
- 1 ovo
- 1 pitada de sal
- 1 xícara pequena (50ml) de água
- 1 sachê (10g) de fermento biológico seco

Recheio:

- 1 colher (sopa) de manteiga sem sal
- 1/2 xícara (chá) de adoçante em pó para forno e fogão
- 1/4 xícara (chá) de canela em pó

Cobertura

- 1 xícara (chá) de adoçante em pó para forno e fogão
- 1/2 xícara (100ml) de leite desnatado
- 1 colher (chá) de extrato de baunilha

Modo de preparo

Em uma panela, ferva o leite em fogo médio. Desligue, acrescente a manteiga até derreter. Reserve. Em outro recipiente, despeje 2 e 1/4 de xícara (chá) de farinha de aveia, o adoçante, o ovo, sal e a água e misture. Adicione o leite fervido com manteiga e o fermento. Misture até a massa obter uma consistência mole, grudando nas mãos. Aos poucos, coloque o restante da farinha até que a massa comece a desgrudar. Transfira para uma superfície lisa e enfarinhada e, com um rolo, abra a massa. Espalhe a manteiga do recheio e, em seguida, o adoçante e a canela. Enrole e faça os cortes a cada dois dedos de distância. Transfira para uma forma untada e leve ao forno médio, preaquecido, até dourar. Misture os ingredientes da cobertura, despeje por cima e sirva.

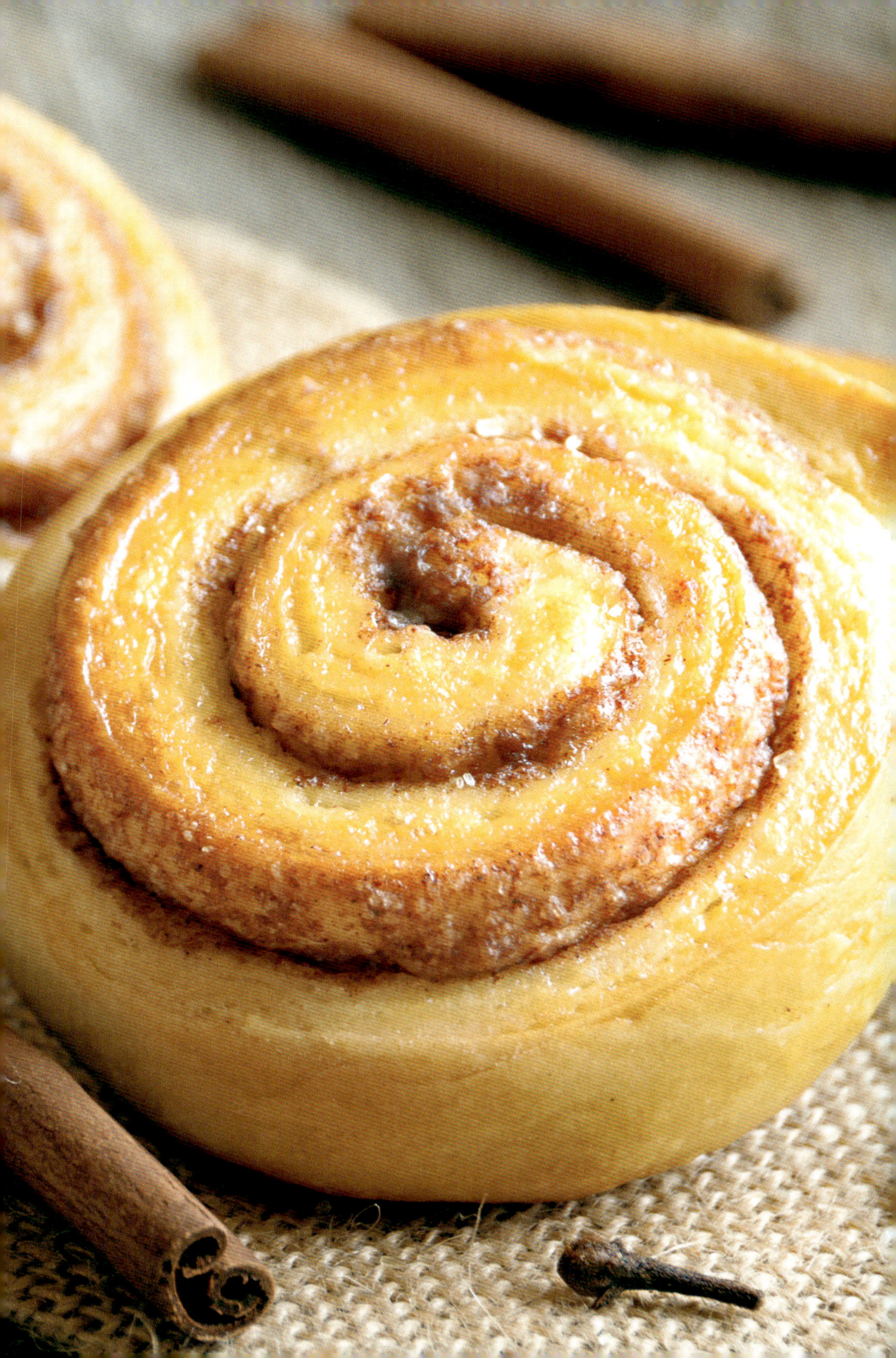

FONTE

BD Medical;
Espaço Diabetes;
Federação Internacional de Diabetes (IDF);
Hospital Sírio Libanês;
Manual MSD - Versão para profissionais;
Manual MSD - Versão saúde para a família;
Ministério da Saúde (MS);
National Library of Medicine;
News Medical;
Organização Mundial da Saúde (OMS);
Sociedade Brasileira de Análises Clínicas (SBAC);
Sociedade Brasileira de Cirurgia Bariátrica e Metabólica (SBCBM);
Sociedade Brasileira de Diabetes (SBD);
Sociedade Brasileira de Endocrinologia e Metabologia (SBEM);
Universidade Charité, Berlim, Alemanha;
Universidade de Uberaba (Uniube);

CONSULTORIA

Airton Golbert, endocrinologista;
Alexandre Giffoni, nutrólogo;
Ana Claudia Pinto, diretora de Produtos e Soluções da Sharecare Brasil;
Andressa Heimbecher, endocrinologista;
Ariane Bomgosto, nutricionista;
Cristiane Braga, nutróloga;
Domingos Mantelli, ginecologista e obstetra;
Eliziane Brandão Leite, endocrinologista;
Fábio Trujilho, endocrinologista e presidente da Sociedade Brasileira de Endocrinologia e Metabologia (SBEM);
Filippo Pedrinola, endocrinologista;
Grace Francéli Facholli Garcia, nutricionista;
Maria Clara Pinheiro, nutricionista;
Paulo Camiz, clínico geral.

Primeira edição (Junho/2020)
Papel de capa Cartão Triplex 250g
Papel de miolo Offset 90g e couché fosco 90g
Impressão Eskenazi Gráfica